Libro Necesidad de Aprendizaje

Coordinadora Editorial: *Alba Flores Reyes*

Editor: *Diego Molina Ruiz*

Copyright © 2018 Diego Molina Ruiz (Editor)

Edita: sapientiaEd diegomolinaruiz@gmail.com

Coordinadora Editorial: Alba Flores Reyes

Diseño de portada: Diego Molina Ruiz

Imagen de portada: María López Zapata

Título de la obra: Necesidad de Aprendizaje

Libro número 14

Serie: Notas sobre las 14 Necesidades de Virginia Henderson

Primera edición: 11/Mayo/2018

Nº de páginas: 131

Autora: Laura Ponce Valero

Autor: Moisés Espinosa Pérez

All rights reserved / Todos los derechos reservados

ISBN-10: 1719081018
ISBN-13: 978-1719081016

Edición impresa en papel y ebook disponible en: www.amazon.es y en las mejores librerías especializadas

TÍTULO DE LA OBRA:
NECESIDAD DE APRENDIZAJE
LIBRO NÚMERO 14
SERIE: NOTAS SOBRE LAS 14 NECESIDADES DE VIRGINIA HENDERSON

AUTORÍA:
LAURA PONCE VALERO
MOISÉS ESPINOSA PÉREZ

EDITOR: *Diego Molina Ruiz*

PRESENTACIÓN

El arte de cuidar remota desde tiempos inmemorables, con una constante evolución de la evidencia científica, nuevos descubrimientos, técnicas así como mejoras en los procedimientos actuales.

Estamos en un momento en el que la calidad de la salud es más que la propia vida, y el equilibrio entre la mente y cuerpo es aquel que hace que una persona alcance su máximo esplendor y satisfacción en la vida. La Independencia es sinónimo de salud.

El lector puede comprobar gratamente el más actual abordaje hasta el momento de manera concisa y completa de los procedimientos en cada una de las 14 necesidades de Virginia Henderson: respiración, alimentación, eliminación, movimiento, sueño y descanso, arreglo personal, temperatura, higiene, seguridad, comunicación, creencias, crecimiento personal, entretenimiento y aprendizaje. De esta manera ayuda tanto a los estudiantes como a los profesionales a subsanar los errores que podamos estar cometiendo actualmente o a completar carencias actuales que presentemos en nuestros cuidados basados siempre en la mejor evidencia disponible.

La referencia a los cuidados está presente en todo el recorrido de la colección. Hoy en día no sería posible el abordaje del cuidado del paciente como ser biopsicosocial sin reconocer el aporte cada miembro del equipo sanitario. Por ello esta colección aporta el enriquecimiento multidisciplinar y cooperación de las diferentes categorías profesionales sanitarias. En este aspecto, en la colección se contempla una amplia visión de las actuaciones centradas en el paciente y no tanto hacia la técnica.

Nuestra profesión avanza a pasos agigantados y nosotros, como no puede ser de otra manera, con ella.

En palabras de la propia Virginia Henderson "La enfermera es temporalmente la conciencia del inconsciente, el amor de vida para el suicida, la pierna del amputado, los ojos del recientemente ciego, el medio de locomoción para el infante, y una voz para aquéllos demasiado débiles para hablar".

Alba Flores Reyes
Coordinadora Editorial

EDITOR: *Diego Molina Ruiz*

DEDICATORIA

El presente libro en particular y la colección "Notas sobre las 14 Necesidades de Virginia Henderson" a la que pertenece, en general, van dedicados a todas las personas interesadas en alguna de las necesidades que aquí se tratan. Y en particular a las personas que cuidan, sean familiares, profesionales o amigos. Y también a todas las personas interesadas en conocer o practicar todo el saber que su lectura ofrece.

¡Salud y Ánimo!

Diego Molina Ruiz

EDITOR

CONTENIDO

1	Introducción	1
2	Conceptos	5
3	Anatomofisiología	13
4	Valoración	17
5	Diagnósticos	27
6	Cuidados	31
7	Estrategias	41
8	Resumen	53
9	Bibliografía	57
10	Anexos	65

AGRADECIMIENTOS

A todo el elenco de autores que han hecho posible la elaboración del presente libro y en su conjunto toda la colección que forman la serie denominada "Notas sobre las 14 Necesidades de Virginia Henderson". A su coordinadora editorial y a un equipo de profesionales que destacan por su incansable interés por indagar en éstas necesidades y la innovación basada en la evidencia. El conocimiento apoyado por la investigación y la experimentación de prácticas clínicas que conforman la experiencia del trabajo diario. Con la observación y recogida de las anotaciones necesarias para ser plasmadas y compartidas a través los textos incluidos en ésta obra.

1 INTRODUCCIÓN

A lo largo de la Historia, la disciplina Enfermera ha ido evolucionando con el paso de los años y el desarrollo de las teorías de Enfermería. Éstas vienen de la mano de unas autoras renombradas, tales como Florence Nightingale, Dorothea Orem, Marjory Gordon, Virginia Henderson, Callista Roy, Martha E. Rogers, Hildegard E. Peplau, Madeleine Leininger, Jean Watson, cuyas aportaciones y modelos han sido de los más influyentes. Estas teorías han contribuido a definir amplia y correctamente la profesión, abarcando todas las competencias a las que hace frente una enfermera y poniendo al descubierto la complejidad de esta disciplina con sus diferentes enfoques. Sin embargo, todas coinciden en señalar la diana de los cuidados hacia la persona, concibiéndola como un ser holístico y reconociendo todas las esferas en las que se desarrolla. Entiende a cada persona con sus características individuales biológicas, psicológicas, sociales, culturales y espirituales que ha adquirido genéticamente y de su entorno en su continua interacción con él, del que extrae una experiencia y en el que basa su comportamiento y su forma de entender el mundo. Por tanto, hablamos de unos cuidados personalizados e individualizados dirigidos a cada persona por las características específicas de cada uno[1,2].

En el presente libro vamos a centrarnos en la teórica Virginia Henderson, la cual aporta un modelo muy extendido y aceptado en la actualidad en el que las enfermeras basan su valoración y su plan de cuidados. Se trata de las Catorce Necesidades Básicas. Este modelo tiene en cuenta a la persona de forma individual tratándola como única, pero reconoce e identifica unos rasgos o necesidades básicas comunes a todos los seres humanos y que deben ser satisfechas para alcanzar el estado de independencia y, por tanto, de salud. Para Henderson, el objetivo de la enfermera es conseguir el estado de independencia de la persona[2]. Para ello, identifica y configura el rol de la enfermera como agente proveedor de los cuidados asignándole una función de complementariedad y suplencia en la consecución del mencionado objetivo[3].

Dentro de este modelo de Necesidades Básicas, vamos a desarrollar la necesidad número catorce: la necesidad de aprender, descubrir o satisfacer la curiosidad. Tan importante como cualquier anterior, tan necesaria. Uno de los objetivos de unos cuidados de calidad debe ser el aprendizaje. Es lo que da a la persona la independencia para adaptarse a su entorno, actuar ante él, ante la situación de enfermedad o para conservar la salud. Mediante el aprendizaje la recuperamos o conservamos cambiando y transformando hábitos y condiciones ambientales que afecten negativamente sobre nuestra salud, o reforzando y adquiriendo los hábitos saludables[2]. La Organización Mundial de la Salud reivindica también el aprendizaje en salud o la educación sanitaria como factor importante impulsado por los proveedores de cuidados para la prevención de enfermedades y la promoción de la salud. Por ello, debemos hacer siempre partícipes a los pacientes y conocedores de los procesos que conlleva su enfermedad con el propósito de reforzar su autoconocimiento y, consecuentemente, su autocuidado e independencia, evitando unas prácticas comunes que desfavorecen la estimulación, como dirigirse a los pacientes sin presentarse, comunicarse de forma inefectiva en un lenguaje o lengua que desconoce y que por tanto la hace ininteligible, trasladarlo o moverlo y administrarle tratamiento o realizar pruebas sin explicar el porqué. Son situaciones cotidianas en las que se pueden cometer estos errores y que si nos detenemos a evitarlos estaremos contribuyendo a que el paciente conozca su enfermedad y su proceso haciéndolo autosuficiente en la toma de decisiones[4].

Las enfermedades crónicas en nuestra sociedad están a la orden del día y por su prevalencia son consumidoras de importantes recursos sanitarios de un origen económico, material y humano. La insuficiencia cardíaca y la fibrilación auricular son algunas de las más importantes que no solo aumentan la tasa de morbilidad sino también la de mortalidad. Éstas se pueden llegar a prevenir o retardar su aparición llevando a cabo hábitos de vida saludable como ejercicio físico y alimentación equilibrada, así como abandonando hábitos tóxicos como el tabaco y el alcohol[5,6]. La adquisición y abandono de unos y otros requiere ser conocedores de ellos y de aprender estrategias que se puedan implantar en la vida diaria para llevarlas a cabo de forma exitosa. El aprendizaje por parte del paciente es uno de los aspectos más importantes en aquel cuidado que el profesional de enfermería le proporciona. Debemos de tener un especial cuidado como más adelante veremos con la comunicación entre el profesional y el paciente y tener en cuenta algunos factores para mejorarla y potenciar nuestro mensaje.

A pesar de los muchos factores importantes en el cuidado del paciente, hemos elegido esta necesidad por la importancia que tiene el aprendizaje y su proceso con un éxito de aquellos cuidados que proporcionamos, disminuyendo además los problemas que se puedan producir en los cuidados y disminuyendo la ansiedad y las dudas del paciente en cuanto a su enfermedad, sus cuidados y todo lo relacionado con estos.

Hay muchos aspectos importantes en el aprendizaje, además de nuevos conceptos o estrategias para potenciar este proceso como puede ser tanto el coaching sanitario, un término poco conocido pero que está en auge en los últimos años, y que se está poniendo cada vez más en práctica en el cuidado del paciente, como el aumento de la resiliencia, otro término relativamente nuevo pero con un largo recorrido y que más adelante veremos.

Hay otros factores que obstaculizan el proceso de aprendizaje, y que evitan el total éxito del mismo, como puede ser el poco tiempo disponible para la consulta con el paciente. Este poco tiempo impide que se puedan poner en práctica estrategias para el desarrollo de aprendizaje por parte del profesional.

Otro aspecto que puede obstaculizar es la falta de formación en estrategias para el fomento del aprendizaje por parte de los profesionales, por lo que debemos de formarlos en estas estrategias y para que sean totalmente capaces de ponerlas en práctica con total capacidad.

El objetivo de este libro es conocer los aspectos más relevantes con respecto a esta necesidad, que a pesar de estar situada en la posición catorce en la lista de necesidades básicas del ser humano elaborada por Henderson, consta de gran importancia en el proceso de atención de enfermería y que, con este libro, intentamos resaltar. Además de valorar las nuevas estrategias emergentes para fomentar el aprendizaje y mejorar la calidad de aquellos cuidados enfermeros.

2 CONCEPTOS

MARCO CONCEPTUAL, ¿POR QUÉ TENEMOS LA NECESIDAD DE APRENDER?

2.1 EL SER HUMANO COMO SER CURIOSO

Para entender la necesidad fundamental básica de "Aprender, descubrir o satisfacer la curiosidad" descrita por Virginia Henderson en su modelo, debemos indagar primero en la naturaleza del ser humano como un ser curioso. Podemos definir la curiosidad como la necesidad que tiene el hombre de adquirir conocimiento. Implica el cuestionarse el porqué de las cosas y de sí mismos exigiéndose veracidad en aquellas respuestas a sus preguntas. Esta ansia de conocer, como un elemento intrínseco del ser humano, ha estado siempre presente a lo largo de la historia, haciéndose notablemente presente en los escritos filosóficos griegos, sirva, entre ellos de ejemplo, el mito de la caverna de Platón, donde se motiva al hombre a alcanzar el verdadero conocimiento dejando atrás las sombras de la caverna que simbolizan aquel conformismo y las creencias. El desarrollo del conocimiento seguirá creciendo en las diferentes etapas de la historia adquiriendo su máximo esplendor desde finales de la Edad Media, el Renacimiento y la Ilustración[7].

Centrándonos en cómo adquirimos este conocimiento y lo convertimos en aprendizaje, no debemos caer en el error de tratar el cuerpo y la mente como entidades separadas. No se aprende únicamente a través del cerebro ya que, de esta forma, se suprime el componente subjetivo creando un conocimiento teórico alejado de la experiencia y, por tanto, de la realidad. El proceso de aprendizaje es toda una experiencia multidimensional de naturaleza biológica, psicológica, social y espiritual, esferas en las que se desarrolla el ser humano haciéndose consciente de sí mismo, de su entorno y de su ser en la comunidad[8]. Todo ser vivo aprende, y aprende desde que nace, por tanto, podemos entender el vivir y el aprender como un solo proceso, un fenómeno holístico desarrollado como una necesidad para sobrevivir y adaptarse a su entorno interaccionando con otros seres vivos y con su medio social, cultural y natural[9]. En ello se basa el comportamiento humano, en desarrollar ideas, tomadas desde su capacidad de razonamiento, encaminadas a la mejora de su calidad y condiciones de vida realizando modificaciones sobre él mismo y su hábitat y motivado por la necesidad de supervivencia, desarrollándose, así, como ser[10].

2.2 EL APRENDIZAJE EN LA SALUD

2.2.1 ¿POR QUÉ VIRGINIA HENDERSON INCLUYE ESTA NECESIDAD EN SU LISTA DE NECESIDADES BÁSICAS?

La Organización Mundial de la Salud reconoce y define el concepto de salud como: "un estado de completo bienestar físico, mental y social, y no solamente la ausencia de afecciones o enfermedades"[11]. Entendemos, por tanto, la salud y la enfermedad como un proceso dinámico que abarca las dimensiones en las que se envuelve el ser humano haciéndolas partícipes en el proceso salud-enfermedad. Las personas responsables de los cuidados formales, los profesionales de Enfermería, deben tener presente, en todo momento del proceso asistencial, la concepción holística de la persona destinataria de sus cuidados, y es en esta concepción holística y humanista en la que Virginia Henderson basa su modelo, reconociendo las catorce necesidades fundamentales básicas comunes en todo ser humano (*Véase ANEXO 1*)[12]. Visualiza al individuo como un ser completo capaz de evolucionar y modificar su comportamiento a través del aprendizaje para adaptarse a su entorno y circunstancias con la motivación de sobrevivir y mejorar su calidad de vida. Si nos sumergimos en su modelo, Henderson defiende que las catorce necesidades son comunes a todos los seres humanos y que solo con la satisfacción de todas ellas se consigue el estado de salud pleno, alcanzando la independencia. Del mismo modo, si alguna de las necesidades o varias de ellas se ven comprometidas, se considera que el individuo entra en un estado de dependencia[12]. Por otro lado, Henderson fue la primera enfermera en definir el rol autónomo de enfermería, cuya meta es conseguir que la persona sana o enferma conserve o recupere su salud o ayudarla en su estadío final de vida a morir bien, adoptando el papel de suplencia y/o ayuda. Rol encaminado a conseguir la autonomía y la mejora de la calidad de vida, tanto de los propios pacientes como de sus familiares y siempre en relación con su entorno. Incluye intervenciones propias de Enfermería como las curas, el desarrollo, soporte, enseñanza, acompañamiento, suplencia y vigilancia del estado de salud[13]. Siempre ha de favorecer y fomentar la independencia o la máxima autonomía posible de la persona con la mayor brevedad posible. Es decir, suplir y/o ayudar al individuo a satisfacer sus propias necesidades básicas. No obstante, en la persecución de este objetivo podemos encontrar aquello que Henderson denomina "fuentes de dificultad", definidas como el o los impedimentos para lograr la satisfacción de las necesidades fundamentales cuyos orígenes derivan de la falta de fuerza, voluntad y conocimientos[14]. Éstas son manifestadas por el paciente y deben ser observadas e identificadas por la enfermera, para poder establecer un plan de cuidados personalizado y acorde a las necesidades del paciente con el objetivo de revertir el grado de dependencia identificado[15,16]. Es importante matizar que la insatisfacción de una necesidad puede interferir en la satisfacción de las demás necesidades[14]. De esta forma, y poniendo como ejemplo, la necesidad que en este libro tratamos, una persona diabética que desconozca (necesidad de aprender insatisfecha) su pauta de insulina, el tipo de alimentación que debe seguir, el calzado que debe usar, entre otras; pondría en jaque a otras necesidades, alejándose aún más de alcanzar la independencia. Por tanto, las enfermeras debemos conseguir neutralizar a estas fuentes de dificultad ayudando o supliendo su falta de fuerza (habilidades físicas y perceptivo-motoras), reforzando su voluntad mediante la motivación (la persona desee estar sana y quiera cuidar de su salud) y aportar los conocimientos necesarios (para que sepa cómo hacerlo)[17,18].

Centrándonos, pues, en la necesidad de aprender, ésta se define como los conocimientos, actitudes y habilidades que debe adquirir una persona para modificar comportamientos previos con el fin de mantener o recobrar la salud. En relación con esto, existen diversos factores que condicionan el aprendizaje y por tanto, la enseñanza. Estos son[14]:

- Factores biológicos, dentro de estos se encuentran:
  - La edad del paciente. Un niño requerirá un lenguaje y sistema de enseñanza distintos a los de un adulto. Teniendo en cuenta, también, que en la infancia existe mayor facilidad de aprendizaje y desarrollo y, sin embargo, en personas mayores, debido al deterioro cognitivo y dificultades para memorizar, este proceso puede verse entorpecido, pero siempre con posibilidades de aprender.
  - Las capacidades físicas, referido a los órganos de los sentidos, condición física y facultades intelectuales.
- Factores psicológicos, se enmarcan:
  - La motivación: es la fuerza que lleva al individuo a realizar acciones para conseguir un objetivo, en este caso, es aprender.

- Las emociones: los estados de ánimo y sentimientos que dependiendo de cuáles sean y de la intensidad en la que se manifiesten, pueden resultar beneficiosas o perjudiciales en el aprendizaje.
- Factores sociológicos, se encuentra:
  - El entorno, el cual debe ser adecuado para aquel proceso de aprendizaje que se vaya a abordar.

La ignorancia constaría como una manifestación de dependencia de la persona, consistente en la falta o defecto de conocimientos de las pautas que debe seguir para mantener o recuperar su salud. El individuo debe poseer un grado mínimo de conocimientos tanto de sí mismo como del medio en el que se desenvuelve, para poder conocer sus posibilidades y sus límites sin necesidad de exponerse a peligros ni comprometer su salud y seguridad. A éstos debe añadirse el conocimiento de la enfermedad. Enfermería, en su rol de ayuda y acompañamiento, enseña al paciente a comprender la situación que está viviendo, así como la importancia de las implicaciones del tratamiento que debe seguir. En esta línea, para dar respuesta a la necesidad de aprendizaje de una forma eficaz, la enfermera debe observar las manifestaciones de dependencia que pueden darse, siendo algunas de estas las siguientes[14]:

- Insuficiencia de los conocimientos en cuanto su enfermedad, las medidas preventivas, el diagnóstico médico, el tratamiento, o la convalecencia.
- Alteraciones en el aprendizaje.
- Falta de habilidad para realizar determinadas actividades de salud.
- Inseguridad y miedo hacia lo desconocido.
- Incomprensión de las informaciones.
- Falta de interés por aprender.

La importancia de aprender y adquirir los conocimientos sobre nosotros mismos, nuestro entorno y nuestra salud o enfermedad radica en que si los poseemos podremos saber cuáles son nuestras estrategias de salud y estilos de vida que más nos favorezcan. De este modo, con la satisfacción de esta necesidad tendremos en nuestra mano el poder de mantener o recuperar nuestro estado de salud, impidiendo a su vez que otras necesidades básicas se vean afectadas si esta no estuviese cubierta.

2.2.2. ¿CÓMO Y EN QUÉ SE BASA PARA ELABORAR ESTA LISTA DE NECESIDADES?

Las necesidades humanas han sido diana de estudio y objetivo de la actuación enfermera desde sus orígenes. Una de las principales teorías del desarrollo es la de las necesidades humanas de Abraham Maslow. Establece un modelo de necesidades siguiendo un orden de niveles jerárquicos que enfermería puede adoptar, ya que estos niveles son importantes para el mantenimiento de la vida. Consiste en una pirámide de 5 estamentos de las necesidades (*Véase ANEXO 2*), en la que se parte de las necesidades fisiológicas (relacionadas con aquel mantenimiento corporal como respirar, alimentarse, vestirse, descansar), pasando por las de seguridad y protección (las que protegen del peligro y las incertidumbres del futuro), la afecto y pertenencia (refiriéndose a la identificación con un grupo), estima y autoestima (supone dar y recibir afecto, tanto propio como ajeno) y por último, la necesidad de autorrealización (suponen el máximo desarrollo de nuestros talentos y habilidades)[13,18]. Maslow introduce autorrealización como un proceso activo y de desarrollo que solo es posible desde un estado de autonomía e independencia por parte del individuo, llegando a este estado de forma autosuficiente[18].

Su relación con enfermería y concretamente con el modelo de Virginia Henderson, radica en varios puntos:

- Al igual que Maslow, Henderson concibe a la persona como un todo complejo. Todo un ser holístico que aleja la concepción unidimensional de enfermedad, dando paso a la persona como componente central de los cuidados[19].
- Ambos establecen unas necesidades fundamentales en las que se basa el mantenimiento de la vida, con la variante de que Henderson no jerarquiza estas necesidades y las interrelaciones señalándolas como interdependientes unas de otras[13].
- Además las catorce necesidades de Henderson incluyen aquellas necesidades fisiológicas, psicológicas y sociales que se correlacionan con la pirámide de necesidades desarrollada por Maslow[19].
- Henderson también incluye en su modelo aquellos conceptos de dependencia e independencia, descritas anteriormente por Maslow. Así, de este modo reconocen a la persona independiente y autosuficiente solo cuando ha satisfecho estas necesidades. En caso contrario, sería un individuo dependiente[19].

Por último, y en relación con aquel punto anterior, Maslow introduce autorrealización desde aquella perspectiva de individuo independiente y autosuficiente. Ambas son el objetivo final de todas las actuaciones de Enfermería: conseguir el nivel máximo de independencia por parte de las personas a las que van dirigidos sus cuidados[18].

2.2.3 ¿CÓMO REPERCUTE ESTA NECESIDAD EN LOS PACIENTES?

Como hemos explicado con anterioridad, el ser humano es un ser curioso, con necesidad de conocer y aprender, de estar en armonía con su entorno y consigo mismo buscando la continuidad de su estado de salud o restableciéndolo. Cuando se da en él un proceso de enfermedad su calidad de vida o supervivencia se ven amenazadas y su necesidad de conocer se hace patente. Saber qué le ocurre, por qué le ocurre, cómo remediarlo son cuestiones que necesita satisfacer y pone en funcionamiento todos aquellos recursos de los que dispone para ello. En este sentido, en nuestra sociedad se ha producido una gran revolución con el desarrollo de las nuevas tecnologías y el acceso a la información. La aparición de Internet como uso cotidiano y las redes sociales se advierten como las principales fuentes de información de todo tipo, entre otras, las cuestiones de salud. No obstante, aquellos resultados que podemos obtener de este medio pueden resultar engañosas o de dudosa calidad y veracidad, ya que su origen puede proceder de variables fuentes, las cuales, algunas podrían incluso derivar en efectos nocivos para la salud. Esto podría darse por varios motivos: ya sean, el propio desconocimiento del que transmite dicha información, responder a intereses particulares o sesgada hacia una dirección determinada, más que responder a cuestiones de salud de forma veraz, entre otras, o simplemente por malinterpretación del demandante al encontrarse con unas barreras idiomáticas o presentar contenidos demasiado especializados como los trabajos publicados en revistas científicas. Tanta información al alcance de un tic puede ser perjudicial y tener un efecto negativo en lo que a aspectos de la salud se refiere, construyendo con ellos nuestro conocimiento al respecto, ocasionando entre otros, miedos y falsas creencias[20,21].

Para evitar que esto ocurra, los profesionales de la salud, debemos ofrecer a nuestros pacientes y a sus familiares y/o los cuidadores una información clara, concisa y real, que satisfaga su curiosidad con respecto a su estado de enfermedad y que les haga prescindir de otras fuentes menos aconsejables, ya que, nadie mejor que nosotros, que somos los que le atendemos, sabemos las particularidades de su caso y su proceso. Para ello, nuestra herramienta más valiosa es la comunicación, en todas sus variantes, siempre adaptada a las necesidades de la persona que solicita la información de manera que pueda entenderla.

Enfermería precisa establecer relaciones interpersonales y sociales que permitan instaurar una relación enfermera-paciente dual y recíproca, cuyo componente principal e imprescindible sea la comunicación. A través de la cual, utilizando siempre un lenguaje muy comprensible, incentivaremos la motivación, propiciando así el proceso de aprendizaje[17].

Es importante tener en cuenta que el aprendizaje no se limita a las edades más tempranas, sino que se extiende a lo largo de todo el ciclo vital, por tanto, debemos dar respuesta en todas las edades y no adoptar el rol paternalista, que lo único que aporta es la potencialización de aquella dependencia así como un aumento de la frustración en las personas, que seguirían sin la percepción de control de su estado y su proceso. Debemos siempre propiciar la independencia, motivado por el aprendizaje de los autocuidados. La disposición para aprender, así como la motivación va a venir supeditada por su contexto personal, es decir, va a estar directamente relacionado con la funcionalidad que tiene lo aprendido para la persona, tiene que servirle de algo[17].

En este sentido, el aprendizaje supone una liberación tanto de la persona como de la familia y/o cuidador. Ambos aprenden aquel proceso de enfermedad, teniendo verdadero conocimiento sobre él, sobre el tratamiento, intervenciones favorables, así como el posible pronóstico, consiguiendo el control sobre su situación y un estado de "tranquilidad" al percibirlo de esa forma. Todo un ejemplo encontrado en la bibliografía consultada es el caso de los pacientes con fibromialgia. Aquellos pacientes que no entienden su enfermedad la sobrellevan de forma más negativa encontrando mayores problemas emocionales e informando de mayores síntomas relacionados con ella, relacionado todo con la controlabilidad de la misma. Sin embargo, se han encontrado mejores resultados en tratamiento en pacientes que presentaban percepciones de la enfermedad positivas, que posiblemente se relacionen con altas expectativas de autoeficacia[22].

EDITOR: *Diego Molina Ruiz*

3 ANATOMOFISIOLOGÍA

El aprendizaje es un proceso complejo en el que intervienen diversos factores y de distinta índole. Como comentamos al principio de este libro, el aprendizaje no depende únicamente del cerebro o de las capacidades cognitivas que posea la persona, sino que va a venir determinado por otros aspectos como el entorno y la cultura. Analizaremos esto más adelante en este punto, ya que, para ello, primero debemos conocer las estructuras cerebrales existentes (Véase *ANEXO 3 y 4*)[23,24] y cuáles son sus funciones, así como de qué procesos son responsables.

Podemos dividir al cerebro en tres áreas fundamentales, las cuales son[23,24]:

- Cerebro inferior o reptiliano. Se encuentra en la parte inferior del cerebro. Es la parte más antigua o la que menos se ha desarrollado en la historia de la evolución del hombre. Lo componen la médula (en la parte que penetra en el cráneo), el puente y el cerebelo. Su función es primordialmente intuitiva y se basa en la necesidad de supervivencia del ser humano. De este modo, se ha demostrado su implicación en los numerosos procesos fisiológicos básicos y esenciales como respirar, tragar, dormir, el ritmo cardíaco, etc.
- Cerebro medio. El cual interviene como apoyo a la visión y la audición. Dentro de este nivel y extendiéndose también en el cerebro inferior, se encuentra la formación reticular, posiblemente la parte más importante a este nivel, ya que, es vital para la atención y la conciencia, ambos son imprescindibles para el proceso de aprendizaje.
- Cerebro superior o neocórtex. Se localiza en las zonas frontales y superiores del cerebro. Por encima de éste, se encuentra la corteza cerebral, la cual se divide en dos hemisferios: derecho e izquierdo.

Ambos trabajan simultáneamente y de forma complementaria. A su vez, los dos hemisferios cerebrales se dividen en cuatro lóbulos, que adquieren sus nombres según la zona del cráneo que ocupen. De esta forma:

- Lóbulos frontales: Son los que están localizados en la parte frontal y superior de la corteza. Es aquí donde se produce la mayor parte de nuestro pensamiento consciente. Gracias a ellos realizamos actividades como el lenguaje, la atención, el razonamiento, la planificación, el establecimiento de objetivos, las estrategias de aprendizaje, etc.
- Lóbulos parietales: Se encuentran en la parte posterior de la corteza y su función es la de recibir e interpretar la información somatosensorial, como la temperatura, la presión, el dolor...
- Lóbulos occipitales: Están localizados en la parte posterior del cerebro y su función más importante es la de interpretar y recordar la información visual.
- Lóbulos temporales: Se encuentran en los laterales, detrás de las orejas y se encuentran relacionados con la información auditiva compleja, como el habla y la música, así como con la memoria a largo plazo.

Por debajo de la corteza podemos encontrar otras partes del cerebro superior[23,24]:

- Sistema límbico: Está muy íntimamente ligado con los lóbulos temporales. En él se encuentran un conjunto de estructuras que resultan de esencial importancia para el aprendizaje, la memoria, la emoción y la motivación. Entre estas estructuras, el hipocampo está profundamente implicado en la atención y el aprendizaje, especialmente, en aquellas cosas que aprendemos de una manera consciente.
- Tálamo: Se localiza justo en el centro del cerebro. Representa un importante papel en la activación, la atención y el miedo. Procesa la información de los sentidos como una respuesta emocional y hace que se genere la acción.
- Hipotálamo: Localizado por debajo del tálamo. Se encarga de regular las actividades relacionadas con la supervivencia, como la respiración, la temperatura corporal, el hambre, la sed, etc. también interviene en la conducta emocional y la actividad endocrina.

Podemos deducir de lo anterior que nuestro funcionamiento cotidiano, en el que intervienen aspectos como la atención, la memoria, el aprendizaje o las habilidades motoras, no depende del funcionamiento de una parte del cerebro únicamente y de una forma aislada, sino que todo él trabaja simultáneamente y al unísono, cada parte aportando su información especializada dando como resultado el final a la suma de todas estas informaciones obteniendo datos completos y veraces del entorno para poder comprenderlo y responder a él[23].

En relación con lo anterior, podemos decir que el aprendizaje es un proceso que se da en el día a día de las personas como resultado de interacciones cerebrales con el fin de adaptarse al entorno, produciéndose el fenómeno de plasticidad cerebral. La plasticidad cerebral se define como los cambios producidos a nivel cerebral, neuronal y sináptica, desencadenados por el proceso de aprendizaje y aumento de conocimientos adquiridos por el individuo como respuesta a la adaptación de su entorno y viceversa[25]. No obstante, existen investigaciones en las que se demuestra que no es necesario un organismo complejo (como el ser humano) para adaptarse al ambiente. En esta línea, se puede afirmar que la evolución de las redes neuronales (plasticidad cerebral) contiene información no solo en términos genéticos, sino también viene complementada con aquellas conductas desarrolladas por antecesores, a lo que llamamos cultura. Esto quiere decir que, aunque nazcamos con un código genético determinado que estipule nuestra capacidad de aprendizaje; nuestro entorno y nuestra cultura también describirán un importante papel en este proceso de aprendizaje y de adaptación. Esto evidencia una vez más al ser humano como un ser multudimensional y entendiendo que el aprender se da con la intervención de todas las esferas que componen a una persona y no únicamente con su parte física o intelectual[26].

4 VALORACIÓN

El modelo de Enfermería aportado por Virginia Henderson defiende la existencia de catorce necesidades fundamentales básicas presentes en todos los seres humanos. Es un Proceso Enfermero en el que se sigue un método sistemático y organizado con el fin de garantizar cuidados individualizados. Esto es muy importante, dado el hecho de que cada persona da respuesta de forma distinta ante una situación real o potencial de su salud. Consiste en un proceso:

- Sistemático: Que sigue un método organizado, abarcando las distintas necesidades y valorándolas una a una.
- Dinámico: Las respuestas pueden variar a lo largo del transcurso asistencial, según el desarrollo del proceso salud-enfermedad.
- Humanístico: Se centra en las necesidades fundamentales básicas de la persona, atendiendo a todas sus dimensiones y colocándola en el centro de los cuidados.
- Centrado en los objetivos: Encaminados a restablecer el estado de salud en el paciente, así como de mejorar su calidad de vida y favorecer su independencia y autocuiados.
- Interactivo: Referido a que el paciente debe participar de forma activa en su plan de cuidados, estar de acuerdo con el mismo y comprometerse a la consecución de los objetivos para restablecer su salud.
- Flexible: Puede ser modificado según las circunstancias y progresos o retrocesos que vayan ocurriendo y con base teórica[27].

La primera fase de este proceso es la valoración enfermera. Ésta consiste en la recogida, interpretación y organización de los datos sobre el paciente, su familia y su entorno. Los métodos más eficaces a través de los cuales conseguir esta información son la observación (a través de los sentidos, el lenguaje verbal y no verbal que manifiesta el paciente), la entrevista clínica (basada en aquellas catorce necesidades fundamentales básicas) y el examen físico. De todas, la más importante se podría decir que es la entrevista clínica siendo el paciente la primera fuente de información. La calidad y cantidad de información que obtengamos en esta primera fase de valoración dependerá en una gran medida de la relación enfermera-paciente que establezcamos. Debe de ser una relación eficaz y fructífera de la que obtengamos una información veraz y libre de sesgos. Para ello, debemos poner en marcha habilidades propias de nuestra profesión como son la comunicación abierta que aporte confianza y fluidez, mostrar empatía hacia el paciente para que él se sienta comprendido y no juzgado. También debemos realizar una escucha activa que muestre que le dedicamos tiempo y que nos interesa su problema, es decir, que nos involucramos con él, y por último, hacerle sentir que forma parte de su proceso de recuperación de forma activa, para ello, le pediremos su opinión al respecto de lo que le ocurre y sobre aquellas posibles intervenciones que se vayan a poner en marcha[28].

Como hemos dicho con anterioridad, con aquella Valoración Inicial de Enfermería pretendemos obtener la máxima información posible. Una información que debe ser veraz, proporcionada por el paciente y recogidas por la enfermera mediante diferentes métodos. Esto es de vital importancia para poder interpretar todos estos datos, detectar un problema de salud estableciendo un diagnóstico enfermero y con ello, establecer un plan de cuidados individualizado acorde a las necesidades del paciente en cuestión. Con la Valoración Inicial siguiendo el modelo de Virginia Henderson, tratamos al paciente de forma integral, obteniendo datos de todas sus esferas independientemente, pudiendo de esta forma, el discriminar qué dimensión es la que está perjudicada, o lo que es lo mismo, qué necesidad está insatisfecha. Es muy importante la entrevista clínica, pues con ella, podremos vislumbrar, pensamientos, hábitos, conocimientos, habilidades que pueda tener el paciente; información que sólo obtendremos de esta forma, a diferencia con las demás necesidades que podremos intuirlas o averiguarlas mediante la observación o la exploración.

En la actualidad, el modelo de Virginia Henderson es el más extendido y utilizado, presente tanto en el ámbito universitario y formativo como en el asistencial y hospitalario, así como en el de la investigación[13,16].

4.1 CAPACIDAD DE APRENDIZAJE SEGÚN LOS CRITERIOS DE EVALUACIÓN

Como ya hemos visto en el punto anterior, el aprendizaje no solo viene determinado por la estructura cerebral con la que hayamos nacido, sino que también será dependiente del estilo de vida y confrontación con el entorno que la persona haya vivido de forma individualizada y subjetiva[29]. En este sentido, los procesos pedagógicos que debe llevar a cabo enfermería irán orientados a la valoración de las peculiaridades innatas de cada persona y de su historia, el reconocimiento de que no todas las personas tienen las mismas capacidades ni la misma intensidad en la necesidad de aprender. Que cada individuo avanza con un ritmo muy propio acorde a sus potencialidades, habilidades, capacidades y su estilo de vida, y que, conocerlo nos permitirá identificar las estrategias didácticas más adecuadas y eficaces[29,30].

4.2 HERRAMIENTAS DE VALORACIÓN

En este apartado haremos repaso de los instrumentos y herramientas con las que Enfermería cuenta para poder realizar una adecuada e integral valoración de la persona. Recapitulando, el valorar consiste en obtener información sobre la situación de salud del individuo objeto con el fin de identificar los problemas que puedan existir y poder realizar un diagnóstico y planes de cuidados individualizados, utilizando de la manera más óptima los recursos a nuestro alcance, facilitando el seguimiento de la evolución y la comunicación interdisciplinar. Para poder conseguir este propósito, se han generalizado la utilización de escalas de medición para poder conocer la situación basal del paciente, determinar el impacto de la enfermedad que le afecta, transmitir la información y conocimientos de forma objetiva y adaptada a sus necesidades, y en último término, establecer tratamientos específicos y valorar la respuesta a los mismos. En la actualidad, las escalas utilizadas con mayor frecuencia son las escalas de Valoración Funcional y de Valoración Mental; sin olvidar la Valoración de Enfermería por Necesidades Básicas de Virginia Henderson (*Véase ANEXO 5*)[31]. Dentro de las escalas de Valoración Funcional encontramos el Índice de Katz (*Véase ANEXO 6*)[32], el Índice de Barthel (*Véase ANEXO 7*)[33] y el Índice de Lawton (*Véase ANEXO 8*)[34]. Éstas recogen datos acerca de las habilidades y las capacidades para realizar de forma autónoma e independiente las actividades básicas e instrumentales de la vida diaria. En cuanto a las escalas de Valoración Mental, disponemos de la Escala de Pfeiffer, utilizada para detectar alguna alteración o deterioro (*Véase ANEXO 9*)[35] y la de Yesavage, con la que podemos percibir la presencia de depresión (*Véase ANEXO 10*)[36]. Por último, hacemos referencia a la escala Zarit, en la que advertimos una posible sobrecarga del cuidador informal, si lo hubiese (*Véase ANEXO 11*)[37].

La información que recogemos a través de estas escalas de valoración nos será de suma importancia para elaborar nuestro plan de cuidados individualizado que permita atender todos los problemas detectados en la persona, y por tanto, la satisfacción de sus necesidades comprometidas. Las escalas, por tanto, nos permiten realizar una valoración estandarizada, reproducible y fiable, facilitando así la identificación de las necesidades del individuo y estudiándolo de manera holística (físico, funcional, cognitivo, psicológico, nutricional, social, etc.)[38].

4.3 IMPORTANCIA DEL APRENDIZAJE EN LA PREVENCIÓN

El fin último de Enfermería es que la persona recupere y/o mantenga su estado de salud, adquiriendo un papel independiente y autónomo en su proceso, así como conocedor de sus autocuidados, que le ayude, de este modo, a poder satisfacer sus necesidades fundamentales básicas. Para ello, Enfermería debe proporcionar a la persona los conocimientos suficientes como para que ésta pueda hacerse responsable de su propio cuidado, haciéndola independiente, y a que ponga en marcha las estrategias de prevención y promoción de la salud.

Una de las principales estrategias con las que cuenta Enfermería para esta tarea es la de Educación para la Salud (EpS), con la que desarrolla la promoción de la salud y la prevención. No obstante, esta estrategia ha ido evolucionando a lo largo del tiempo desde que se instauró. En un primer momento tuvo una concepción más técnica, aportando un mayor valor y protagonismo al profesional y realizando una formación únicamente informativa y unidireccional. Como resultado de este enfoque, aquel usuario solo era el receptor de esa información, dada a todos por igual y sin tener en cuenta sus características propias e individuales, es decir, sin tratar su multidimensionalidad, produciendo en él la dependencia hacia los consejos de los profesionales, suprimiendo el sentido crítico y de decisión de la persona[39]. Por tanto, una educación para la salud que únicamente pretenda transmitir información de forma estandarizada está destinada a fracasar[40].

Es por ello que se ha hecho necesario un cambio en el enfoque de la educación para la salud, transformándolo hacia otro más crítico, orientado a la emancipación de los usuarios. Bajo esta nueva concepción el usuario se hace participativo y dialogante, los elementos clave en un proceso de aprendizaje. Es decir, debemos orientar nuestra acción hacia el aprendizaje que otorgue a los individuos el poder sobre sus cuidados[39].

En este sentido, podemos definir la Educación para la Salud como un bien social, que impulsa y propicia el desarrollo de acciones que ayudan a preservar la salud, otorgando una mayor protección y seguridad a quienes las realizan, a través de programas que estimulan la adopción de conductas y estilos de vida saludables.

Se trata de un proceso educativo de enseñanza-aprendizaje que mediante intervenciones y programas capacita a la persona para que decida llevar un estilo de vida que favorezca su salud y le ofrece los recursos necesarios para conseguirlo. De esta forma se convierte en un elemento esencial de prevención y promoción de la salud, identificando aquellas necesidades educativas de la persona para poder satisfacerlas a partir de programas educativos que le otorguen estos conocimientos[40].

4.3.1 EL MÉTODO DE LA EDUCACIÓN PARA LA SALUD

La metodología de la EpS siempre debe de estar orientada a facilitar el aprendizaje. La metodología y sus técnicas educativas se clasifican según la participación tanto del profesional como del que recibe la enseñanza. Según la clasificación de Salleras, los métodos se clasifican en[41]:

- Métodos bidireccionales o directos: Está confeccionado tanto para individuos como grupos. Se realiza un intercambio directo y activo de la información entre educadores y destinatarios de la enseñanza. Se fomenta el dialogo educativo, la charla y la discusión. Y su finalidad es obtener información de la salud del entrevistado y devolver información para que pueda tomar decisiones.
- Métodos unidireccionales o indirectos: Utilizan la palabra hablada, escrita o imagen, pero al contrario que en el bidireccional no existe feedback de la información. Son útiles para informar y sensibilizar pero no producen necesariamente un cambio. Es de menor eficacia pero llega a un mayor número de personas y sin gran esfuerzo. Se incluyen:

    - Métodos visuales: Carteles, folletos o prensa.
    - Métodos sonoros: Radio.

Métodos mixtos audiovisuales: Cine, video o televisión.

4.3.2 TÉCNICAS Y MEDIOS EMPLEADOS EN LA EpS

Con el paso de los años y el avance de la educación y de las fuentes de información, se ha visto un cambio del antiguo planteamiento del modelo charla, al modelo de educación activa y participativa. Las dinámicas de grupo son la suma total de interacciones entre sus miembros.

Profundizando en los tipos de técnicas educativas, debemos de tener en cuenta que no todas sirven para cumplir los mismos objetivos, y que las técnicas constituyen una herramienta para lograr un objetivo. Las técnicas grupales se clasifican[41]:

- Técnicas de investigación en el aula: Muy útiles, para expresar, reflexionar y compartir conocimientos y experiencias. Abordan sobre todo contenidos del área afectiva de la persona, entre las técnicas incluidas se encuentran:

- Brainstorming o la tormenta de ideas: Consiste en expresar las ideas y sentimientos de los miembros de un grupo, al final el educador sintetiza y devuelve al grupo las aportaciones.
- Philips 66: Un grupo numeroso se divide en grupos de 6 personas que discuten durante 6 minutos una cuestión propuesta. Después se realiza una puesta en común, sintetizando los resultados y las aportaciones.
- Rejilla: Un grupo, más o menos amplio expresa sus experiencias o conocimientos sobre algún tema y todo ello se pone en común.
- Cuestionario y frases incompletas: En trabajo individual o en unos grupos pequeños, se responde a distintas cuestiones sobre un tema, pudiendo ser tanto de respuesta abierta como cerrada. Al final se hace una puesta en común.
- Foto-palabra: En grupo, cada persona escoge una foto entre varias que se presentan, más tarde se dicen los motivos de la elección.

- Técnicas de análisis: Se utilizan para analizar temas desde diferentes perspectivas. Trabajan, mayormente, las habilidades cognitivas de análisis, síntesis, valoración de las situaciones y área afectiva, contribuyendo a trabajar actitudes y valores. Entre éstas técnicas destacan:

    - Caso: Dar a conocer una historia y hacer preguntas sobre la misma. El grupo la analiza, se realiza una puesta en común y se somete a discusión.
    - Discusión: Un grupo, mayormente pequeño, discute sobre un tema y distintos aspectos del mismo. Esta discusión se puede realizar de una forma libre o estructurada. Al final se hace una puesta en común y discusión.
    - Análisis de texto: Se pide al grupo que analice un texto, o una parte de él. Se hace una puesta en común y discusión en grupo amplio.
    - Ejercicio: Se pide al grupo que o bien individualmente,

o como máximo de entre 3 personas se reflexione y discuta sobre distintos aspectos de un mismo tema. Después se hace una puesta en común con una discusión más profunda.

- Técnicas de desarrollo de habilidades: Útiles para entrenarse en unas habilidades concretas y desarrollar la capacidad de actuar. Se trabajan las habilidades psicomotoras, personales y sociales, aunque también cognitivas. Incluye distintos tipos de simulaciones:

    - Demostración en el entrenamiento: A la vez que el educador explica, está llevando a cabo una habilidad psicomotora. Más tarde pide al grupo que realice dicha habilidad y que la entrenen. Uno de los medios que más se emplean en salud pública. La demostración consiste en la realización de una práctica del educador frente al grupo. Al planificar una demostración, habrá que:

        o Determinar los objetivos.
        o Seleccionar y organizar los contenidos.
        o Elegir todo aquel equipo que se necesita, comprobando que el material está en buenas condiciones.
        o Realizar la demostración de manera que sea visible para todos.

    - Simulación operativa: Se propone al grupo una o varias situaciones frecuentes en las que se utilice alguna habilidad social. Y se le pide que individualmente identifique qué haría en esa situación y cómo desarrollaría dicha habilidad. Como previo, es muy conveniente aquella realización de otras técnicas que permitan la reflexión sobre las experiencias.

Role playing: El educador para trabajar la habilidad social propuesta, determina los roles más frecuentes, los cuales serán interpretados por miembros del grupo.

4.3.3 AGENTES DE LA EpS

Se entiende como agente de la Educación para la Salud a todas aquellas personas de la comunidad que contribuyen a que los individuos y grupos adopten conductas positivas de salud.

El papel del profesional de enfermería como educador para la salud es muy importante. Pero a su vez es importante la formación de estos agentes en salud y en práctica de EpS. Sobre la figura del educador profesional, se deben tener en cuenta que[41]:

- Es un miembro como otro cualquiera del equipo de salud.
- Es un especialista que actuará como un asesor, catalizador, coordinador y que garantice que todos tengan la formación adecuada.

Hay que tener en cuenta que el individuo aprende mejor lo que utilizará en su vida diaria. El aprendizaje se realiza con mayor eficacia si el individuo tiene los sentimientos de satisfacción. Al desarrollar la planificación de acciones, debemos tener en cuenta[41]:

- Principios del aprendizaje: Existen muchos factores que influyen sobre el aprendizaje (motivación, percepción o memoria), y para que esto sea eficaz se ha de cumplir unos principios:
    - Es más eficaz si la persona desea aprender.
    - Debe tener incentivos o motivos.

- Motivación: Importante y necesaria para poder llevar a cabo la EpS con cierto grado de éxito en el paciente. Es responsabilidad del educador buscar que tipo de incentivos ha de emplear. El educador debe tener en cuenta los intereses del individuo y los del grupo al que pertenece.
- Memoria: Muy unida a la motivación. Tenemos que pensar que lo que no interesa, no se recuerda.
- Percepción: El individuo que aprende está sujeto a ella, no todos interpretan algo de la misma forma. Influida por las experiencias personales, personalidad, la cultura y las costumbres.
- Diferencias individuales o grupales: El educador se enfrenta a gran variedad de características culturales, económicas, así como a una diferencia de edades o intereses. Se ha de hacer sentir al receptor de la educación que se adaptan aquellas enseñanzas a cada situación particular.

Tanto la enfermera de salud pública como cualquier educador en salud deben tener como objetivo trabajar y transmitir los conocimientos y educar a los individuos. Su trabajo ha de estar orientado hacia el primer nivel (preventivo). Los principios a tener en cuenta al realizar su labor se pueden resumir en[41]:

- La educación para la salud es una responsabilidad de toda la comunidad que debe participar en ella.
- La EpS se basa en los conocimientos científicos y metodología pedagógica.
- Las actividades educativas deben estar organizadas y planificadas para garantizar su eficacia.
- Se debe actuar en edades tempranas, lo que favorece la adquisición de conocimientos, hábitos y conductas.

Los objetivos, contenidos y métodos de la EpS han de estar muy relacionados con las necesidades individuales y colectivas, teniendo en cuenta las características de la población a la que vaya dirigida.

4.3.4 EpS Y GRUPOS DE AUTOAYUDA

Las características definitorias de los grupos de autoayuda se centran en que éstas son un proceso en el que las personas comparten situaciones. Los elementos que los caracterizan son[41]:

- Grupos voluntarios.
- Se reúnen con regularidad y de forma continuada.
- Dirigidos por y para sus miembros. Solo si lo aprueba el grupo, pueden participar los profesionales.
- Abiertos a miembros del público en general que experimenten situaciones similares.
- Sus actividades se centran en aquel apoyo social a través de discusiones.
- El proveedor y el receptor de la ayuda comparten aquella misma situación.

Estos grupos se dividen en:
- Grupos de autoayuda: Grupos pequeños formados por personas voluntarias, los cuales comparten algún tipo de problema. Hay que precisar:

    - Su objetivo es proporcionar aquellos servicios materiales o emocionales para ayudar a personas enfermas o familiares. Son grupos de apoyo práctico. A su vez pueden ser grupos de apoyo emocional, dado que la combinación de ambas es más efectiva que el tratamiento de uno solo.

- Llevan a cabo reuniones periódicas.
- El rol del profesional de la salud debe ser incentivar para impulsar la participación de los miembros del grupo.

- Grupos de apoyo: Dirigidos por un profesional, combinando tanto la experiencia de los miembros como el conocimiento del experto. Entre sus ventajas:

    - Información sobre los recursos sociosanitarios disponibles.
    - Asesoramiento.
    - Planificación de futuro.
    - Apoyo emocional.
    - Autocuidados.
    - Desarrollo de habilidades.
    - Resolución de problemas.
    - Efectos beneficiosos sobre el estrés.

- Grupos de ayuda mutua: Se organizan sin la intervención de los profesionales de la salud. Al respecto de ellos:

    - Su objetivo es mejorar la situación de los participantes.
Funcionan autónomamente, sin limitación de tiempo.

5 DIAGNÓSTICOS

Los siguientes diagnósticos se han seleccionado por su relación con el aprendizaje y la importancia de los mismos en un buen proceso formativo, además de por el déficit de conocimientos que presente el paciente en algún determinado momento.

Otros diagnósticos están enfocados en la disposición del paciente para mejorar diferentes aspectos que están relacionados con la necesidad en cuestión[42].

DISPOSICIÓN PARA MEJORAR LA GESTIÓN DE LA PROPIA SALUD (00162)
Dominio 1: Promoción de la Salud.
Clase 2: Gestión de la salud.
Definición: "Patrón de regulación e integración en la vida cotidiana de un régimen terapéutico para el tratamiento de la enfermedad y sus secuelas, que puede ser reforzado."
Características definitorias:
- Expresa deseo de mejorar el estado de inmunización/ vacunación.
- Expresa el deseo de mejorar la gestión de la enfermedad.
- Expresa deseo de mejorar la gestión de los factores de riesgo.
- Expresa deseo de mejorar la gestión de los síntomas.
- Expresa deseo de mejorar la gestión del régimen terapéutico prescrito.
- Expresa deseo de mejorar las elecciones de la vida diaria para alcanzar objetivos.

DISPOSICIÓN PARA MEJORAR EL AUTOCUIDADO (00182)
Dominio 4: Actividad/ Reposo.
Clase 5: Autocuidado.

Definición: *"Patrón de realización de actividades por parte de la propia persona que le ayuda a alcanzar los objetivos relacionados con la salud y que puede ser reforzado."*

Características definitorias:
- Expresa deseo de mejorar el autocuidado.
- Expresa deseo de mejorar el conocimiento de las estrategias de autocuidado.
- Expresa deseo de mejorar la independencia en cuestiones de bienestar.
- Expresa deseo de mejorar la independencia en cuestiones de desarrollo personal.
- Expresa deseo de mejorar la independencia en cuestiones de salud.
- Expresa deseo de mejorar la independencia en su vida.

CONOCIMIENTOS DEFICIENTES (00126)
Dominio 5: Percepción/ cognición.
Clase 4: Cognición.
Definición: *"Carencia o deficiencia de información cognitiva relacionada con un tema específico."*
Características definitorias:
- Conducta inapropiada (p. ej. Histérica, hostil, agitada, apática).
- Conocimiento insuficiente.
- No sigue completamente las instrucciones.
- Rendimiento inadecuado en una prueba.

Factores relacionados:
- Alteración de la función cognitiva.
- Alteración de la memoria.
- Conocimiento insuficiente de los recursos.
- Información errónea proporcionada por otros.
- Información insuficiente.
- Insuficiente interés en el aprendizaje.

DISPOSICIÓN PARA MEJORAR LOS CONOCIMIENTOS (00161)
Dominio 5: Percepción/ cognición.
Clase 4: Cognición.
Definición: *"Patrón de información cognitiva relacionada con un tema específico o su adquisición, que puede ser reforzado."*
Características definitorias:
- Expresa deseo de mejorar el aprendizaje.

DISPOSICIÓN PARA MEJORAR LA COMUNICACIÓN (00157)
Dominio 5: Percepción/cognición.
Clase 5: Comunicación.
Definición: *"Patrón de intercambio de información e ideas con otros, que puede ser reforzado."*
Características definitorias:
- Expresa deseos de mejorar la comunicación.

DISPOSICIÓN PARA MEJORAR EL AFRONTAMIENTO (00158)
Dominio 9: Afrontamiento/tolerancia al estrés.
Clase 2: Respuestas al afrontamiento.
Definición: *"Patrón de esfuerzos cognitivos y conductuales para gestionar las demandas relacionadas con el bienestar, que puede ser reforzado."*
Características definitorias:
- Es consciente de posibles cambios ambientales.
- Expresa deseo de mejorar el apoyo social.
- Expresa el deseo de mejorar el conocimiento sobre las estrategias de gestión del estrés.
- Expresa deseo de mejorar el manejo de los estresores.
- Expresa deseo de mejorar el uso de estrategias orientadas a las emociones.
- Expresa deseo de mejorar el uso de estrategias orientadas a los problemas.

Expresa deseo de mejorar el uso de los recursos espirituales.

6 CUIDADOS

El plan de cuidados propuesto es el siguiente[43,44] (*Véase ANEXO 12*):

- Disposición para mejorar la gestión de la propia salud (00162):

    - (1902) Control de riesgos:
    -
        o 190203. Supervisa los factores de riesgo de la conducta personal.
        o 190208. Modifica el estilo de vida para reducir el riesgo.

        -(4480) Facilitar la autorresponsabilidad:

        _Observar el nivel de responsabilidad que asume el paciente.
        _Considerar responsable al paciente de sus propias conductas.

        -(6610) Identificación de riesgos:

        _Determinar el nivel educativo.
        _Determinar el cumplimiento con los tratamientos médicos y de cuidados.

        -(0003) Descanso:

        o 000302. Patrón de descanso.
        o 000303. Calidad del descanso.

o   000301. Tiempo del descanso.

-(0200) Fomento del ejercicio:

_Explorar las barreras para el ejercicio.
_Realizar los ejercicios con el paciente.

-(0180) Manejo de la energía:

_Animar a la verbalización de los sentimientos sobre las limitaciones.
_Utilizar instrumentos válidos para medir la fatiga.

-(1204) Equilibrio emocional:

o   120402. Muestra un estado de ánimo sereno.
o   120405. Muestra concentración.
o   120425. Expresa seguimiento del régimen terapéutico.

-(5820) Disminución de la ansiedad:

_Utilizar un enfoque sereno que le dé seguridad.
_Tratar de comprender la perspectiva del paciente sobre una situación estresante.

-(5240) Asesoramiento:

_Establecer metas.
_Ayudar al paciente a que identifique sus puntos fuertes y reforzarlos.

- Disposición para mejorar el autocuidado (00182):

-(1614) Autonomía personal:

o   161403. Muestra independencia en el proceso de toma de decisiones.
o   (5606) Enseñanza: individual:

-(1800) Ayuda al autocuidado:

_Establecer una rutina de actividades de

autocuidados.
_Ayudar al paciente a aceptar las necesidades de dependencia.

-(5606) Enseñanza: individual:

_Determinar las necesidades de enseñanza del paciente.
_Establecer metas de aprendizaje mutuo y realista con el paciente.

-(1600) Conducta de adhesión:

o 160002. Busca información relacionada con la salud a partir de diversas fuentes.
o 160007. Proporciona razones para adoptar una pauta.
o 160009. Refiere el uso de estrategias para optimizar al máximo su salud.

-(5250) Apoyo en la toma de decisiones:

_Facilitar la toma de decisiones en colaboración.
_Proporcionar la información solicitada por el paciente.

-(5240) Asesoramiento:

_Favorecer el desarrollo de nuevas habilidades.
_Fomentar la sustitución de hábitos indeseados por hábitos deseados.

-(0313) Nivel de autocuidados:

o 031305. Mantiene higiene personal.
o 031315. Controla su propia medicación no parenteral.
o 031309. Controla las propias medicaciones parenterales:

-(5616) Enseñanza: medicamentos prescritos:

_Informar al paciente acerca del propósito y

acción de cada medicamento.
_Instruir al paciente sobre cómo seguir las prescripciones.

-(1800) Ayuda al autocuidado:

_Proporcionar ayuda hasta que el paciente sea totalmente capaz de asumir los autocuidados.
_Repetir de forma coherente las rutinas sanitarias con intención de establecerlas.

- Conocimientos deficientes (00126):

  -(1803) Conocimiento: proceso de la enfermedad:
  o 180304. Factores de riesgo.
  o 180305. Efectos de la enfermedad.
  o 180316. Grupos de apoyo disponible.

  -(5520) Facilitar el aprendizaje:

  _Utilizar un lenguaje familiar.
  _Fomentar la participación activa del paciente.

  -(5602) Enseñanza: proceso de enfermedad:

  _Describir el proceso de la enfermedad.
  _Reconocer el conocimiento del paciente sobre su estado.

  -(1814) Conocimiento: procedimiento terapéutico:

  o 181401. Procedimiento terapéutico.
  o 181406. Restricciones relacionadas con el procedimiento.

  -(5510) Educación sanitaria:

  _Formular los objetivos del programa de educación sanitaria.
  _Incorporar estrategias para potenciar la

autoestima.

-(7460) Protección de los derechos de los pacientes:

_Mantener la confidencialidad de la información sanitaria del paciente.
_Abstenerse de forzar el tratamiento.

-(1921) Preparación antes del procedimiento:

o 192101. Conocimiento del procedimiento.
o 192116. Modificación del régimen.

-(5230) Aumentar el afrontamiento:

_Valorar la comprensión del paciente del proceso de enfermedad.
_Disponer un ambiente de aceptación.

-(5616) Enseñanza de medicamentos prescritos:

_Instruir al paciente acerca de la administración/ aplicación de cada medicamento.
_Revisar el conocimiento que el paciente tiene sobre las medicaciones.

- Disposición para mejorar los conocimientos (00161):

-(1823) Conocimiento: fomento de la salud.
o 182308. Conductas que fomentan la salud.
o 182309. Estrategias eficaces para hacer frente al estrés.

-(5520) Facilitar el aprendizaje:

_Presentar la información de manera estimulante.
_Dar el tiempo adecuado para dominar el contenido.

-(5510) Educación sanitaria:

_Identificar los factores internos y externos que puedan mejorar o disminuir la motivación en conductas sanitarias.
_Determinar grupos de riesgo y márgenes de edad que se beneficien más de la educación sanitaria.

-(1212) Nivel de estrés:

- 121214. Trastornos del sueño.
- 121216. Errores cognitivos frecuentes.
- 121221. Depresión.

-(1850) Mejorar el sueño:

_Enseñar al paciente a controlar las pautas de sueño.
_Ayudar a eliminar las situaciones estresantes antes de irse a la cama.

-(4720) Estimulación cognoscitiva:

_Hablar con el paciente.
_Reforzar o repetir la información.

-(1603) Conducta de búsqueda de salud.

- 160302. Finaliza las tareas relacionadas con la salud.
- 160306. Describe estrategias para eliminar la conducta insana.
- 160308. Realiza la conducta sanitaria prescrita.

-(4360) Modificación de la conducta:

_Animar al paciente a que examine su propia conducta.
_Elegir refuerzos que tengan sentido para el paciente.

-(4480) Facilitar la autorresponsabilidad:

_Observar el nivel de responsabilidad que

asume el paciente.
_Discutir las consecuencias de no asumir las responsabilidades propias.

- Disposición para mejorar la comunicación (00157).

    -(0903) Comunicación: expresiva.

    o 090304. Utiliza la conversación con claridad.
    o 090307. Utiliza el lenguaje no verbal.
    o 090308. Dirige los mensajes para corregir al receptor.

    -(5100) Potenciación de la socialización:

    _Fomentar la implicación en intereses totalmente nuevos.
    _Explorar los puntos fuertes y débiles del círculo actual de relaciones.

    -(4350) Manejo de la conducta:

    _Establecer objetivos de conducta de forma escrita.
    _Ayudar al paciente a identificar su fortaleza y reforzarla.

    -(0904) Comunicación: receptiva.

    o 090402. Interpretación del lenguaje hablado.
    o 090405. Interpretación del lenguaje no verbal.
    o 090406. Reconocimientos de mensajes recibidos.

    -(4920) Escucha activa:

    _Mostrar interés en el paciente.
    _Hacer preguntas o utilizar frases que animen a expresar pensamientos, sentimientos y preocupaciones.

    -(4340) Entrenamiento de la asertividad:

    _Ayudar a identificar los pensamientos autoderrotistas.

_Valorar los esfuerzos en la expresión de sentimientos e ideas.

-(1502) Habilidades de interacción social.

- o 150203. Cooperación con los demás.
- o 150214. Comprometerse según proceda.
- o 150216. Utilizar estrategias de resolución de conflictos.

-(4420) Acuerdo con el paciente:

_Animar al paciente a que determine sus virtudes y habilidades.
_Establecer objetivos en términos positivos.

-(5020) Mediación de conflictos:

_Ofrecer consejos durante todo el proceso.
_Facilitar la definición de los problemas.

- Disposición para mejorar el afrontamiento (00158)

    -(1300) Aceptación: estado de salud.

    - o 130008. Reconocimiento de la realidad de la situación de salud.
    - o 130009. Búsqueda de información.
    - o 130011. Toma de decisiones relacionadas con la salud.

    -(5470) Declarar la verdad al paciente:

    _Establecer una relación de confianza.
    _Decir la verdad con sensibilidad, calidez y franqueza.

    -(5430) Grupo de apoyo:

    _Fomentar la expresión de ayudas mutuas.
    _Mantener una presión positiva para el cambio de conducta.

    -(1302) Afrontamiento de problemas.

- 130207. Modifica el estilo de vida para reducir el estrés.
- 130222. Utiliza el sistema de apoyo personal.
- 130212. Utiliza estrategias de superación efectivas.

-(5230) Aumentar el afrontamiento:

_Fomentar las actividades sociales y comunitarias.
_Animar al paciente a desarrollar relaciones.

-(5240) Asesoramiento:

_Favorecer la expresión de sentimientos.
_Reforzar nuevas habilidades.

-(1309) Capacidad personal de recuperación.

- 130902. Utiliza estrategias de afrontamiento efectivas.
- 130915. Propone soluciones prácticas y constructivas para los conflictos.
- 130917. Utiliza estrategias para potenciar la salud.

-(5395) Mejora de la autoconfianza:

_Proporcionar información sobre la conducta deseada.
_Identificar obstáculos al cambio de conducta.

-(5440) Aumentar los sistemas de apoyo:

_Observar la situación familiar actual.
_Fomentar las relaciones con personas que tengan los mismos intereses y metas.

7 ESTRATEGIAS

ESTRATEGIAS COMUNICATIVAS Y EDUCATIVAS PARA FACILITAR EL APRENDIZAJE

7.1 EL COACHING. CONCEPTOS GENERALES

La Federación Internacional de Coaching lo define como: "El proceso de acompañamiento reflexivo y creativo con clientes que les inspira a maximizar su potencial personal y profesional"[45].

Este término ha sido definido por muchos autores, y su definición ha ido evolucionando con conceptos interesantes como los de Bennett[46], quien definió el coaching en salud como: "El ayudar a los pacientes a ganar conocimientos, habilidades, herramientas y confianza para volverse participantes activos en su cuidado, a fin de que puedan alcanzar sus metas de salud, identificadas por ellos mismos".

Este es un término que actualmente está en auge en distintos campos como son el deporte, la psicología y en este caso la salud. El coaching no es simplemente enseñar algo, sino que va más allá: Significa ayudar en el aprendizaje del paciente y facilitarle herramientas para consolidar los conocimientos adquiridos. Por eso se está llevando a cabo, cada vez más, el coaching en atención primaria y sobre todo para ayuda en pacientes crónicos[46].

En cuanto a las ventajas que ofrece el coaching, podemos destacar[45]:

- Ayuda a la persona a modificarse a sí misma según aspira.
- Ayuda a sacar el máximo potencial de la persona para aumentar las posibilidades de éxito.
- Motiva a la persona a plantear soluciones y estrategias.

- Facilita el desarrollo profesional y personal.
- Favorece en la comunicación.
- Aumenta la adaptación a cambios de una manera eficaz.

En cuanto a las técnicas descritas en el coaching y como objeto obtener resultados, encontramos la entrevista motivacional, la cual se da tanto en la primera fase como en la segunda del proceso de coaching que más adelante analizaremos.

Esta entrevista motivacional está formulada con el objetivo de conseguir que el paciente tome conciencia de sus errores, y sea él mismo el que plantee la posibilidad de solucionarlo y busque formas para conseguirlo. Este paso es esencial, dado que si se consigue con éxito, el aprendizaje que más adelante tendrá el paciente será más completo y aceptado por él mismo para un mayor éxito final[47].

7.1.1 LA FIGURA DEL COACH

El coaching debe de ser impartido por aquel equipo multidisciplinar que se encargue del cuidado del paciente en cuestión, aunque para el buen funcionamiento del proceso, uno debe de asumir el rol de coach y será el que lleve esta labor a cabo con el paciente. En cuanto a la persona que se encarga de aplicar este proceso, podemos decir que cualquiera del personal sanitario puede ponerlo en práctica con la suficiente eficacia, pero es muy recomendable que el profesional que lo haga sea el más cercano al paciente, haya tratado directamente con él y le inspire más confianza. Por eso, recomiendan que el coach sea la enfermera o el trabajador social, dado que son dos figuras dentro del equipo sanitario acostumbradas al trato con el paciente y a poner en práctica este tipo de recursos para favorecer su aprendizaje en el proceso de educación para la salud que le ofrecen[46].

En cuanto a los roles específicos que debe de cumplir un coach, según Bennett[46], podemos diferenciar los siguientes:

- Proveer apoyo para la autogestión: en este rol, el coach debe de aportar al paciente tanto la información como las herramientas necesarias para involucrarlo en su cuidado, un cuidado de calidad y supervisado regularmente por el coach, de tal manera que el propio paciente se comprometa y se motive para ser parte activa de su cuidado y conocer a fondo su enfermedad y todo lo relacionado con ella.
- Hacer de conexión entre el grupo clínico multidisciplinar y el paciente: Este aspecto es muy importante. El coach es el encargado de salvar la distancia entre el médico y el paciente, por ejemplo, a la

hora de la prescripción de fármacos: El médico prescribe, pero difícilmente se para a comprobar que el paciente esté llevando correctamente la pauta prescrita, aquí es donde entra el coach que debe encargarse de salvar este espacio y hacer un seguimiento del paciente, instándole a preguntar todas las dudas que pueda tener y comprobando si sigue la pauta tal cual está prescrita.
- Ayudar al paciente en el sistema de salud: ayudar e informar al paciente de todos los derechos que tiene en el sistema de salud y coordinar el cuidado con el resto del equipo multidisciplinar. En definitiva, ser la voz del paciente en este grupo clínico.

Ofrecer continuidad en los cuidados: conectar con el paciente no solo en la consulta, sino estableciendo un seguimiento y supervisión de aquellos cuidados que vaya más allá del aspecto clínico, lo que favorece la relación enfermera-paciente y la eficacia del mensaje.

7.1.2 PRINCIPALES MOELOS DE COACHING

En cuanto a los modelos de coaching sanitario, Bennett[46] habla de dos modelos principalmente implantados y con exitosos resultados, como son:

- Modelo Teamlet (grupo reducido): Puesto en marcha en 2006 en el San Francisco General Hospital Family Health Center. Este modelo principalmente extiende el tiempo de consulta, que solía ser de 15 minutos, para así utilizar tanto tiempo como el paciente necesite y también para la inclusión de coaching en las mismas. En este caso el propio médico es aquel que está instruido para proporcionar el coaching a sus pacientes. El coach asiste durante la visita del paciente y se encarga de su seguimiento, dado que hacerlo de forma regular mejora la adherencia al tratamiento y por consiguiente los efectos de las enfermedades crónicas.
- Modelo del hospital a casa: Normalmente, los pacientes ingresados y que reciben el alta en un área de hospitalización se encuentran confundidos con su nuevo tratamiento o con los cuidados que debe de realizar para/con su enfermedad. Por eso se necesita una intervención de cuidados transitorios en los que se eduque al paciente y familia en el proceso de su enfermedad y en todo lo relacionado a ella. En este modelo, el coach, que normalmente es la enfermera, se comunica con el paciente tanto en el hospital como en casa, tanto presencialmente como vía telefónica, para seguir la evolución del proceso.

7.1.3 APLICACIÓN DEL COACHING A LA ENFEMERÍA

Como hemos podido observar, el coaching tiene diferentes fases que habrá que realizar correctamente para que el resultado se ajuste a lo esperado en cada caso. En cuanto a la enfermería se refiere, y más concretamente al proceso enseñanza-aprendizaje, hay autores que modifican las fases del coaching para adecuarlo al Proceso de Atención de Enfermería (PAE).

La primera de las fases que recogen es la de observar. El enfermero/a, el/la cual actuará de coach, deberá observar y llevar a cabo mediante una entrevista al paciente en cuestión para valorar. Al observar al paciente, podrá darse cuenta de los errores que está cometiendo para no alcanzar el objetivo propuesto por Enfermería en el plan de cuidados, valorará al paciente y evidenciará que los errores son provocados por la falta de conocimientos por su parte.

Para un mejor entendimiento, pongamos un caso clínico con el que iremos aplicando cada fase del proceso. En este caso, llega a nuestra consulta un paciente diabético insulinodependiente, el cual viene por un mal control de los niveles de glucosa desde hace algo más de un mes. Llegados a este punto, vemos el problema que tiene: La irregularidad de los niveles de glucosa. En la primera fase, debemos observar al paciente para encontrar posibles errores. Al valorarlo, evidenciamos una falta de conocimientos tanto en la alimentación que debe llevar como en la forma de administración y zonas de punción de la insulina, que aunque se le habría explicado con anterioridad, el paciente no habría expresado sus dudas al respecto.

Como segundo paso para controlar este problema, tenemos que hacer tomar conciencia al paciente del valor de cambiar esa conducta y de la importancia que tiene el aprendizaje de las buenas pautas para un mejor control de su enfermedad. Es necesario que el propio paciente se dé cuenta de sus errores y sea él mismo el que tenga la voluntad de cambiar.

Una vez que el paciente ha tomado conciencia de sus errores, el coach, en este caso la enfermera, propone al paciente un plan de acción, en el cual se plantearán unos objetivos y expectativas que, en este caso, estarán encaminadas a la normalización de los niveles de glucosa en sangre.

Llegados a este punto, la enfermera es la encargada de enseñar al paciente las pautas correctas tanto de alimentación como de administración de la insulina, insistiendo al paciente en el hecho de que no se quede con ninguna duda y aclarando todos los puntos conflictivos existentes, como pueden ser las zonas de punción o el reparto de nutrientes en la alimentación. En esta fase, el aprendizaje del paciente es esencial para conseguir el objetivo propuesto anteriormente.

El siguiente paso que debe de efectuar la enfermera es el de controlar y observar si el paciente consigue comenzar a normalizar aquellos niveles de glucosa y lleva a cabo una dieta adecuada.

Para finalizar, el paciente, como final del proceso del coaching, se compromete con la enfermera a seguir con las pautas previstas y continuar con los niveles adecuados[45].

El coaching es una herramienta a la que podemos recurrir si observamos situaciones repetidas de no consecución de metas o un estado de salud óptimo. Nos permite observar al paciente y analizar de una forma más crítica el comportamiento y los errores cometidos. En cuanto al proceso de aprendizaje del paciente, éste es más eficiente dado que toma conciencia de su problema y participa comprometido en la resolución del mismo.

En la actualidad, existen evidencias del éxito del coaching aplicado al ámbito de la salud, como bien nos muestra un estudio realizado en Australia en el año 2003, en el cual, un grupo de enfermeras aplicaron el coaching mediante llamada telefónica: demostraron su eficacia en pacientes con infartos previos mejorando algunos de los factores de riesgo como el colesterol, comparado con el grupo de control al que no le aplicaron el coaching.

Además en otros territorios como en EEUU, ya se puede comprobar que algunas aseguradoras privadas tienen incorporado la figura del coach en colaboración con la del médico, para así mejorar la efectividad de las visitas. De esta forma, se consigue que se apliquen más medidas preventivas por parte del paciente con enfermedad crónica, lo cual conlleva un menor número de reingresos hospitalarios con la consiguiente reducción de costes de la sanidad por paciente[48].

En España, se están empezando a implantar estas técnicas. Salvo en algunas enfermedades crónicas como la diabetes, el coaching no es muy aplicado a pacientes, mientras que sí lo es a los propios enfermeros para obtener un mayor rendimiento en el trabajo.

Aunque actualmente existe una cierta corriente de información en auge del coaching, aquellas organizaciones sanitarias no se aprovechan de sus beneficios, y como hemos podido observar en los diferentes estudios, con el simple hecho de capacitar a los profesionales de la salud y dotarlos de los recursos necesarios, podríamos obtener múltiples beneficios aplicándolos en los pacientes que lo requieran, no solo al nivel de ahorro, sino también en lo referente a la calidad de la asistencia mejorando su calidad de vida y provocando un incremento de la satisfacción del mismo para con el sistema sanitario.

7.2 INTELIGENCIA EMOCIONAL

7.2.1 DEFINICIÓN

Existe multitud de definiciones de inteligencia emocional, un término que actualmente está en auge pero que ya ha sido tratado por muchos autores anteriormente, como veremos a continuación[45]:

- Salovey P., Mayer J. La definieron como "la capacidad de controlar los sentimientos y emociones propios, así como los de los demás; de discriminar entre ellos y utilizar esta información para guiar nuestro pensamiento y nuestras acciones."
- Goleman D. Dijo que "el término, inteligencia emocional, se refiere a la capacidad de reconocer nuestros propios sentimientos, los sentimientos de los demás, motivarnos y manejar de manera adecuada las relaciones que sostenemos con los demás y con nosotros mismos".

7.2.2 COMPONENTES DE LA INTELIGENCIA EMOCIONAL

Según Goleman D., Podemos diferenciar a éstos cinco componentes básicos en la inteligencia emocional[45,49]:

- Conciencia de uno mismo: Conocer y reconocer los propios sentimientos, emociones y estados de ánimo. En este componente se pueden observar las siguientes aptitudes emocionales:
    - Conciencia emocional.
    - Autovaloración.
    - Autoconfianza.
- Autorregulación: Manejo de los estados de ánimo e impulsos de uno mismo. Y para esto se deben de desarrollar las siguientes aptitudes:

    - Autocontrol.
    - Confiabilidad.
    - Escrupulosidad.
    - Adaptabilidad.
    - Innovación.

- Motivación: Las emociones que guían o facilitan el cumplimiento de las metas. El poder de inducirse a uno mismo estados de ánimo positivos. Las aptitudes emocionales que se debe tener son:

    - Deseo de triunfo.

- Compromiso.
- Iniciativa.
- Optimismo.

- Empatía: La capacidad de identificar aquellos sentimientos, pensamientos, deseos, creencias y perspectivas de otras personas. Las aptitudes que se deberían de desarrollar son:
    - Comprender a los demás.
    - Contribuir al desarrollo de los demás.
    - Orientación hacia el servicio.
    - Utilizar la diversidad.
    - Conciencia política.
- Habilidades sociales: Capacidad de influir en otros para obtener las respuestas deseadas. Las aptitudes necesarias serían:

    - Influencia.
    - Comunicación.
    - Manejo de conflictos.
    - Liderazgo.
    - Catalizador del cambio.
    - Constructor de vínculos.
    - Colaboración y cooperación.
    - Capacidades de equipo.

7.2.3 INTELIGENCIA EMOCIONAL Y ENFERMERÍA

En cuanto a la enfermería se refiere, la inteligencia emocional es un componente muy importante y a tener en cuenta para una mejor prestación de cuidados y su relación con el equipo interdisciplinar.

Por un lado, la enfermera debe saber y conocer los sentimientos tanto propios como de aquellas personas que le rodean. Ahí es donde gana importancia la inteligencia emocional, que para el desempeño de la enfermera en el equipo multidisciplinar es importante para establecer equipos de trabajo efectivos y que aumenten la satisfacción del paciente con los cuidados dados por el equipo. Pero otro importante factor por el cual es importante el desarrollo de la inteligencia emocional en enfermería es el hecho de que los pacientes cuando ingresan en un hospital, sufren una montaña rusa de sentimientos y emociones, en su mayoría negativas, provocadas por la alteración de su dinámica familiar. A estas emociones debe de darle respuesta la enfermera y para ello debe de estar preparada.

En cuanto al equipo multidisciplinar, la enfermera ejerce el rol de enlace entre el paciente y el equipo, por lo que siempre debe buscar lo mejor para él y motivar al grupo para una potenciación del cuidado y calidad del mismo. Por eso, un liderazgo, del que más adelante hablaremos, basado en la inteligencia emocional es esencial para el desempeño de la enfermera.

En cuanto a las ventajas de la inteligencia emocional en las enfermeras, además de aumentar la calidad de los cuidados que brindan a los pacientes, es la de controlar las emociones tanto propias como las de ellos para reducir su estrés, lo que favorece aquel proceso de recuperación, asimilación y aprendizaje por parte del paciente de los cuidados necesarios. Deducimos de esto que Enfermería está expuesta a un gran estrés y conflictos. Aquí es donde entra alguna de las ventajas de la inteligencia emocional para el profesional de enfermería, ya que reduce el estrés, facilita el manejo de conflictos y disminuye aquella ansiedad, consiguiendo que aumente la satisfacción del profesional en el trabajo. Pero para que estas ventajas puedan producirse, el profesional debe de entrenarse con algunas dinámicas que proporcionan conocimiento de uno mismo, como son: Resolución de conflictos, manejo del estrés y de relaciones sociales.

Un ejemplo de dinámica de resolución de conflictos sería el de "dar la vuelta a una sábana": consiste en formar grupos y a cada uno se le da una sábana, a continuación, se les pide que se suban encima de una mitad y se les dicta dar la vuelta a la sábana sin salirse de ella[45].

7.3 RESILIENCIA

7.3.1 CONCEPTO Y RELACIÓN CON LA ENFERMERÍA

La definición más aceptada de resiliencia es la que propone Garmezy (1991) quien la define como "la capacidad para recuperarse y mantener una conducta adaptativa después del abandono o la incapacidad inicial al iniciarse un evento estresante"[50].

La American Psychological Association (APA) define la resiliencia como "el proceso de adaptarse bien a la adversidad, a un trauma, tragedia, amenaza, o fuentes de tensión significativas, como problemas familiares o relaciones personales, problemas serios de salud o situaciones estresantes de trabajo o financieras"[51].

El hecho de que una persona sea resiliente no significa que no tenga problemas o dificultades, sino que está capacitada psicológicamente para adaptarse a esos problemas y poder darles solución.

La resiliencia no es más que una combinación de factores que contribuyen a su desarrollo. Según la APA, uno de los factores más importantes en la resiliencia es tener relaciones de apoyo tanto dentro como fuera de la familia. Otros factores asociados que también mencionan en cuanto a la resiliencia son[51]:

- Capacidad de hacer planes realistas y llevarlos a cabo.
- Visión positiva de nosotros mismos y la confianza en nuestras habilidades.
- Destreza en comunicación y resolución de problemas.
- Capacidad de manejar sentimientos e impulsos fuertes.

Todos estos factores son los que hacen que se desarrolle la resiliencia y que podamos potenciarla para utilizarla como un punto de apoyo fuerte en la recuperación del paciente con algún tipo de enfermedad, y que además pueda servirnos para mejorar el proceso de aprendizaje de los conceptos del cuidado del paciente, dado el aumento de la motivación y de la confianza que la persona que desarrolla la resiliencia presenta.

Como hemos podido observar la resiliencia es una capacidad que se puede potenciar y fomentar para un beneficio del paciente, es por eso que la APA, nos habla de diez formas de construir resiliencia en una persona[51]:

- Establecer relaciones: Es una base importante en la resiliencia, ya que es importante aceptar ayuda y apoyo de personas de nuestro entorno. El hecho de estar activos y relacionarnos con los demás es beneficioso y ayuda a potenciar esta capacidad.
- Evitar ver los problemas como obstáculos insuperables: No se puede evitar estos problemas, pero si se puede cambiar la forma con la que los afrontamos.
- Aceptar el cambio como parte de la vida: Aceptar que las metas que no hemos podido alcanzar no son más que un proceso de aprendizaje en la vida para poder llegar a otras que si están a nuestro alcance.
- Dirigirnos hacia nuestros objetivos: Deben ser realistas, e intentar paso a paso llegar a esas metas propuestas. Cualquier logro, por pequeño que sea, es un paso más hacia el objetivo.
- Llevar a cabo acciones decisivas: En situaciones adversas debemos actuar de la mejor manera posible.
- Buscar oportunidades para descubrirnos a nosotros mismos: Muchas veces en las adversidades, es cuando más descubrimos de nosotros mismos y cuando empezamos a conocernos tal y como somos.
- Mantener una visión positiva de ti mismo: Desarrollar algo tan importante como la confianza. La confianza en uno mismo es el primer paso para resolver un problema.
- Mantener las cosas en perspectiva: Hay que mirar el problema desde un contexto amplio para así poder encontrar la solución

adecuada.
- No perder la esperanza: Hay que tener una visión optimista de la situación. Como dice el refrán *la esperanza es lo último que se pierde*.
- Cuida de ti mismo: Cuidar de nosotros mismos nos ayuda a mantener mente y cuerpo listos para enfrentarse a situaciones adversas.

7.4 COMUNICACIÓN Y ENFERMERÍA

La comunicación es uno de aquellos aspectos fundamentales en las profesiones sanitarias, pero más concretamente en la profesión enfermera, dado que tiene un mayor contacto con el paciente. En este punto, aquella comunicación con el paciente es muy importante, pero también debemos de tener en cuenta a la familia. Una de las primeras pensadoras que habla de la comunicación y la interrelación como aspecto importante en la enfermería es H. Peplau[52]. (*Véase ANEXO 13 y 14*).

Muchas veces, en nuestro entorno laboral, nos encontramos en un ambiente hostil, además, a esto se le añade que en la sanidad hay una tendencia a la instrumentalización del paciente, aumentando la incomodidad del mismo.

Hechos tan simples como el darnos a conocer, o explicarle al paciente la prueba que vamos a hacerle, son un ejemplo de mejora para tranquilizar al paciente.

Otros factores como la falta de tiempo y la falta de demanda por parte del usuario, eran obstáculos a la hora de fomentar una relación terapéutica beneficiosa tanto para el paciente como para el profesional.

Algunos de los elementos clave (*Véase ANEXO 15*)[53] que hay que tener en cuenta a la hora de establecer una relación terapéutica, según Landete Belda L.[17] en su artículo: "La comunicación, pieza clave en enfermería", son las características personales, las variables socioculturales y la formación recibida en habilidades sociales.

Por eso, una de las cualidades que deben tener todos los profesionales es tacto y empatía a la hora de hablar con el paciente y su familia, ya que muchas veces somos los encargados de dar malas noticias en cuanto a enfermedades se refiere y debemos saber cómo darlas para ni dar falsas esperanzas, ni exagerar el diagnóstico.

Es por eso que éste es un aspecto fundamental para aumentar el aprendizaje de un paciente en cuanto a cuidados y tratamiento de su enfermedad se refiere. El lenguaje debe ser lo más coloquial posible, con el único fin de que el paciente nos entienda mientras que el mensaje debe ser corto, claro y conciso.

Y en este sentido, hay numerosos estudios que nos hablan del beneficio de una buena comunicación entre paciente y profesional. Es el caso de Martín Padilla E.[54], que en su estudio acerca de "La influencia de la comunicación del profesional de la salud en la calidad de la atención a largo plazo", nos indica la construcción de una relación de colaboración entre paciente y profesional en la que se dé aceptación y confianza, además de permitir que los pacientes participen y realicen preguntas con el fin de no quedarse con dudas acerca su proceso, tratamiento o cuidados, ya que una actitud tranquilizadora del profesional aumenta la efectividad de aquellos cuidados y aumenta el afrontamiento y aprendizaje del paciente.

Por el lado contrario, también nos resalta que la no aceptación de las emociones del paciente puede conducir a inhibición, de errores en el seguimiento del tratamiento o de las instrucciones que le ha dado el profesional que pueda poner en riesgo el proceso de intervención clínica.

Otro componente importante en la comunicación, y que la mayoría de veces no se le da la importancia que requiere, es la propia observación de las actitudes y emociones del profesional, en especial el lenguaje no verbal, el cual puede interferir en la credibilidad y sentido del mensaje que estemos trasmitiendo si no está en consonancia con el mensaje verbalizado.

Actitudes de superioridad o distancia pueden ser entendidas por aquel paciente como señales que no corresponden con su condición de salud real, y pueden llevar a equívocos y actitudes defensivas por parte del paciente y su familia, y por consiguiente a una mala comprensión de la información que queramos dar al paciente y un mal seguimiento de las prescripciones[54].

Por eso debemos de darle una mayor importancia al mensaje no verbal, a nuestra expresión y a nuestra postura a la hora de interactuar con el paciente, para reforzar la fuerza del mensaje y ayudar en el proceso de aprendizaje del paciente, dado que con una incongruencia entre el mensaje verbalizado y el no verbalizado podemos confundir al paciente y provocar una pérdida de fuerza en el mensaje y de eficacia en aquel proceso de aprendizaje.

Como hemos podido comprobar la comunicación es un aspecto muy importante y a tener en cuenta para una mejora del proceso enseñanza-aprendizaje, además es bastante valorado por los pacientes, y es en este sentido, en aquel estudio que Landman Navarro[53] "Satisfacción usuaria respecto a competencia de comunicación del profesional de enfermería" nos muestra, encontramos unos resultados con un alto grado de satisfacción de la comunicación del profesional de enfermería por parte de los pacientes (*Véase ANEXO 16*)[52]. Pero, y por eso su importancia, baja un poco los niveles de satisfacción en cuanto a la comunicación no verbal se refiere.

Tal y como hemos visto anteriormente, hasta ahora en el sistema sanitario, se le daba poca importancia a mejorar en el aspecto de la comunicación, pero si queremos mejorar en la calidad de nuestros cuidados, y en la mejor aceptación del mensaje que estamos transmitiendo al paciente, debemos de aumentar nuestro conocimiento en estos puntos, formándonos en destrezas de habilidades sociales y en lenguaje no verbal, además de otros aspectos relevantes de la comunicación.

Además no solo nos aporta beneficios en la relación enfermera-paciente, sino que aumenta la compenetración del equipo multidisciplinar al mejorar, con el consiguiente aumento de la calidad de los cuidados realizados al paciente y una mejor calidad de la sanidad actual.

Todo esto podría convertirse en algo irrealizable si no sabemos valorar la importancia que tiene el acto comunicativo en la relación profesional-paciente[38].

8 RESUMEN

Enfermería como disciplina debe seguir una metodología basada en la evidencia científica para desarrollar su labor como profesional de los cuidados y para ello, se nutre de los modelos enfermeros. En este libro hemos hablado del modelo que propone Virginia Henderson y sus catorce necesidades básicas, centrándonos en la necesidad número catorce que es la que tiene todo individuo de aprender, descubrir o satisfacer la curiosidad.

La disciplina de Enfermería ha sido definida por numerosas autoras de renombre, pero la que aquí nos acontece, la de las catorce necesidades básicas de Virginia Henderson, sigue siendo en la actualidad un referente a seguir para los proveedores de cuidados. Henderson visualiza a la persona como un conjunto complejo, compuesto por diferentes dimensiones, es decir, como un ser holístico.

Virginia Henderson defiende la singularidad de cada individuo siendo ejemplares únicos. Sin embargo, a su vez detecta las catorce necesidades básicas comunes a todos los seres humanos y que solo con la satisfacción de todas ellas se alcanza el estado de independencia. En un proceso dinámico de salud-enfermedad, este estado se consigue gracias al rol autónomo de Enfermería que siempre velará para favorecer y fomentar la máxima autonomía posible del paciente. No obstante, existen aquello que Henderson denomina "fuentes de dificultad", originadas por la falta de fuerza, conocimiento y voluntad que impiden la satisfacción de las distintas necesidades. Es importante tener en cuenta que el compromiso de una sola necesidad afecta al resto, ya que están interrelacionadas, y de esta forma nos alejaríamos del estado de independencia que deseamos conseguir.

Virginia Henderson basa su modelo en la pirámide de necesidades básicas de Abraham Maslow. En ambas teorías se establecen puntos en común como el concepto de independencia y autorrealización, los cuales se consiguen con la satisfacción de las todas las necesidades. Una de las diferencias más destacadas es que Maslow distribuye las necesidades a lo largo de una pirámide jerarquizada, sin embargo Henderson describe la interrelación existente entre las distintas necesidades.

La naturaleza del ser humano es el ser curioso con deseos de adquirir información, ya sea de sí mismo, o de su entorno. Este conocimiento y aprendizaje es adquirido multidimensionalmente, tanto de aquella esfera biológica como psicológica y sociocultural. El individuo es un ser capaz de evolucionar y modificar su comportamiento a través del aprendizaje para adaptarse a su entorno con la motivación de sobrevivir y aumentar su calidad de vida. Esto ha estado siempre presente a lo largo de la historia alcanzando su máximo esplendor en la época de la Ilustración.

En la actualidad, la existencia de las nuevas tecnologías hace que el acceso a todo tipo de información esté para cualquier persona al alcance de un clic, encontrándose nuestra sociedad sumergidos e influenciados por ellas. La adquisición de información en estas fuentes, motivados por el deseo de conocer o aprender, conlleva un peligro implícito, ya que en este mismo proceso existen diversos factores que impidan que aprendamos conocimientos veraces, pudiendo perjudicar, de esta forma, nuestra salud. Es por ello, que Enfermería debe ofrecer dicha información completa, veraz e inteligible, de manera que el paciente se satisfaga con aquello que le aportamos. Un mayor conocimiento por parte del paciente de su proceso contribuye favorablemente a afrontarlo más positivamente, aumentando su calidad de vida y la percepción de su enfermedad.

En cuanto a dónde se guarda aquella información y conocimientos aprendidos, el cerebro se divide en varias partes: las más básicas y primitivas se encargan de procesar aquellos comportamientos intuitivos; y las más evolucionadas, de habilidades más superiores como hablar, memorizar, y por tanto, aprender. En este último, se encuentra el sistema límbico y el tálamo. No obstante, cometeríamos un error si considéraramos que las distintas partes del cerebro operan de manera independiente, ya que éstas lo hacen al unísono para obtener información completa del entorno y así poder comprenderlo y actuar ante él, adaptándonos y aprendiendo, desarrollando plasticidad cerebral.

El modelo de las catorce necesidades que Virginia Henderson propone es un proceso sistemático y organizado con el que obtenemos información del paciente poniendo en valor el diagnóstico que realiza la enfermera. Es ella la que establece el plan de cuidados tratando al sufrido de forma integral, obteniendo datos de todas sus esferas de manera individual y evaluando qué necesidad o necesidades están afectadas. Por esta razón, es el método más extendido y aplicado en el ámbito formativo y asistencial, así como en el de la investigación.

A la hora de abordar las estrategias e aprendizaje en el paciente, tenemos que tener en cuenta sus peculiaridades individuales que atienden tanto a las capacidades intelectuales como a su experiencia e historia. Debemos, entonces, tener en cuenta la intensidad de la necesidad de aprender que presenta para poder establecer los métodos didácticos que sean útiles y que cumplan eficazmente.

Para ser conscientes de la situación del paciente, Enfermería utiliza escalas de mediación universales que hacen que el seguimiento de la evolución y la comunicación interdisciplinar sean eficientes. Estas escalas aportan información tanto de habilidades físicas y motoras como mentales y psicológicas: Así obtenemos un informe del correcto estado o deterioro de estas. Nos permiten realizar una valoración estandarizada, reproducible y fiable, facilitando así la identificación de las necesidades del individuo y estudiándolo de manera holística.

Enfermería persigue la independencia del paciente y le aporta información de autocuidados. Para lograr su fin, hace uso de una herramienta muy importante como es la Educación para la Salud (EpS). Con anterioridad, habían estado ya enfocadas unidireccionalmente de profesional a paciente de forma que solo se transmitía información; Sin embargo, ahora, que ha evolucionado y ha adquirido bidireccionalidad, aporta al paciente el papel central y le hace responsable. Da lugar a el dialogo y a la participación propiciando así un auténtico aprendizaje. De esta forma, conseguimos dar seguridad y criterio al paciente, haciéndolo menos dependiente del sistema de salud y a su vez otorgándole poder para poner en práctica estrategias preventivas. El método de la EpS es amplio y depende del objetivo que se quiera conseguir así como del grupo de las personas a las que van destinada la formación.

El formador debe dar importancia a las motivaciones e incentivos del paciente para que aprenda mejor. Así mismo y como siempre, debe tener en cuenta sus características individuales.

Es prioritario para Enfermería que las actividades educativas que vayan a desarrollarse con aquel paciente estén completamente organizadas y planificadas.

Hemos seleccionado un total de seis diagnósticos NANDA relacionados con el aprendizaje del paciente y el déficit de conocimientos que presenta. Así se establece un protocolo de acuerdo con los diagnósticos que posibilite su mejora con la adquisición de conocimientos.

Analizamos, pues, la figura del coach y el coaching en general como elemento de ayuda. Este personaje debe ser la persona más cercana al paciente, debe inspirarle confianza. La enfermera está acostumbrada a este tipo de recursos y puede favorecer a su aprendizaje.

Existen dos modelos de coaching principales: Uno a nivel de ambulatorio donde se realiza en las consultas, y otro a nivel del hogar donde la enfermera hace un seguimiento del paciente después del alta hospitalaria y le ayuda a continuar con sus cuidados.

Una vez que la enfermera ha detectado aquellas necesidades afectadas, mediante el coaching, hace ver al paciente los errores de conducta que debe mejorar, así como aquellos hábitos negativos que no favorecen a su situación. A continuación, se ofrece y proponen directrices a seguir para comenzar a modificar su estado de salud. El paciente, al ser consciente, las aprenderá y llevará a cabo eficazmente motivado por la mejora de su calidad de vida.

El coaching es una herramienta a la que podemos recurrir si observamos situaciones repetidas de no consecución de metas por parte del paciente.

Para poder transmitir los conocimientos y establecer una relación enfermera-paciente de confianza, ésta debe de poseer habilidades comunicativas y efectivas que se albergan dentro de la inteligencia emocional. Esta herramienta aporta numerosas ventajas a la enfermera no solo con el paciente, sino también con el resto del equipo multidisciplinar.

Otra cualidad que una enfermera debe transmitir al paciente es la resiliencia. Gracias a esta habilidad, se sabrá adaptar a las distintas situaciones y tendrá la posibilidad de afrontarlas de manera eficaz sin importar lo complejas que pudieran resultar. Mediante la resiliencia, podrá mantener una actitud positiva y llegará a establecer objetivos realistas.

Teniendo en cuenta y dando uso a estas técnicas, la enfermera se convierte en una profesora que escucha, comprende y ayuda al paciente puesto que la finalidad última de cualquier personal sanitario es la de mejorar la vida del paciente.

9 BIBLIOGRAFÍA

1. Hernando González AC. La gestión del cuidado. Rev. Enferm. CyL. 2015; 7(2): 61-68. [Consultado: 08/04/2018]. Disponible en: http://www.revistaenfermeriacyl.com/index.php/revistaenfermeriacyl/article/view/162/134
2. Zabalegui Yárnoz A. El rol del profesional en Enfermería. Revista Aquichán. 2003; 3(1): 16-20. [Consultado: 10/04/2018]. Disponible en: http://www.scielo.org.co/scielo.php?script=sci_arttext&pid=S1657-59972003000100004
3. Nuñez del Castillo M, Siles González J. Evolución de los cuidados enfermeros. Análisis iconográfico desde la perspectiva de Virginia Henderson. Cultura de los cuidados. 2004; Año VIII(15): 17-25. [Consultado: 07/04/2018]. Disponible en: http://hdl.handle.net/10045/1029
4. Henderson V. Podemos dar un papel estelar a los pacientes. Invest. Educ. enferm. 2000; XVIII(1): 125-128. [Consultado: 12/04/2018].
5. Sayago Silva I, García López F, Segovia Cubero J. Epidemiología de la insuficiencia cardíaca en España en los últimos 20 años. Rev. Esp. Cardiol. 2013; 66(8): 649-656. [Consultado: 04/04/2018]. Disponible en: http://dx.doi.org/10.1016/j.recesp.2013.03.014
6. Pérez Villacastín J, Pérez Castellano N, Moreno Planas J. Rev. Esp. Cardiol. 2013; 66(7): 561-565. [Consultado: 04/04/2018]. Disponible en: http://dx.doi.org/10.1016/j.recesp.2013.02.013
7. Calva González JJ. La curiosidad de conocer como un reflejo de las necesidades de conocimiento en las confesiones de San

Agustín: una reflexión. Biblioteca Universitaria de México. 2016; 19(1): 51-56. [Consultado: 15/03/2018]. Disponible en: http://dx.doi.org/10.22201/dgb.0187750xp.2016.1.140

8. Rehaaf Tobey IM, Vargas Madrazo E. Fundamentos epistemológicos del re-aprendizaje transdisciplinario. Revista de Investigación Educativa 15. 2012. [Consultado: 04/03/2018]. Disponible en: http://cdigital.uv.mx/handle/123456789/30979

9. Berdugo Solano BZ. Educación y aprendizaje desde la biopedagogía. Perspectivas de cambio para los procesos educativos. Giraldot. 2013; 2: 103-111. [Consultado: 04/03/2018]. Disponible en: http://revistas_electronicas.unicundi.edu.co/index.php/Caminos_educativos/article/view/106

10. Marulanda Montoya JA, Correa Calle G, Mejía Mejía LF. Emprendimiento: visiones desde las teorías del comportamiento humano. Revista EAN. 2009. 66: 153-168. [Consultado: 02/04/2018]. Disponible en: http://200.0.187.30/index.php/Revista/article/view/479

11. Definición de Salud. Organización Mundial de la Salud. Constitución de la Organización Mundial de la Salud. 1948. [Consultada: 16/04/2018].

12. Alba Rosales MA, Bellido Vallejo JC, Cárdenas Casanova V, Ibáñez Muñoz J, López Márquez A, Millán Cobo MD, Fernández Salazar S, García Márquez MD, Garrido de Toro IM, Ramos Morcillo AJ, Rodríguez Torres MC. Proceso enfermero desde el modelo de cuidados de Virginia Henderson y los lenguajes NNN. Primera Edición. Ilustre Colegio Oficial de Enfermería de Jaén. [Consultado: 20/02/2018].

13. Bárcena Gómez C, Molina Sánchez T, Oller Vives C, Viura Soler M. El rol de Enfermería y su influencia en la motivación: ¿un mito o una realidad?. Tesis de Máster. 2004. Escuela Universitaria Santa Madrona. [Consultado: 22/03/2018]. Disponible en: http://diposit.ub.edu/dspace/bitstream/2445/21599/1/2004_3.pdf

14. Riopelle L, Grondin L, Phaneuf M. McGraw. Hill-Interamericana de España: Madrid; 1993.

15. Jiménez Castro AB, Salinas Durán MT, Sánchez Estrada T. Algunas reflexiones sobre la filosofía de Virginia Henderson. Revista Enfermera IMSS. 2004; 12(2): 61-63. [Consultado: 17/03/2018]. Disponible en: http://www.medigraphic.com/pdfs/enfermeriaimss/eim-

2004/eim042a.pdf

16. García Escallada R. La disciplina Enfermera en España: el valor de los modelos teóricos. Trabajo fin de Grado. 2016. Universidad de Cantabria. [Consultado: 20/02/2018]. Disponible en: http://hdl.handle.net/10902/9559
17. Rojas Ocaña MJ. La intervención enfermera como instrumento de formación en cuidados y autocuidados de personas mayores en el espacio domiciliario. Tesis doctoral. 2012. Universidad de Huelva. [Consultado: 25/02/2018]. Disponible en: https://dialnet.unirioja.es/servlet/dctes?codigo=25385
18. Arribas JM, Camarero E. Proceso enfermero en las Necesidades Humanas. Universidad Pontificia Comillas. Madrid. 1998. [Consultado: 18/04/2018]. Disponible en: dialnet.uniroja.es
19. Vázquez Sellán A. Maslow más allá de la Psicología: influencias sobre las formas de pensar el cuidado. Revista de Historia de la Psicología. Universidad Autónoma de Madrid. 2008. 29(3/4): 269-274. [Consultado: 15/03/2018]. Disponible en: dialnet.unirioja.es
20. Mayer MA, Leis A y Sanz F. Información sobre la salud en Internet y sellos de confianza como indicadores de calidad: el caso de las vacunas. Atención Primaria. 2009; 41(10): 534-544. [Consultado: 07/02/2018]. Disponible en: http://www.elsevier.es/es-revista-atencion-primaria-27-linkresolver-informacion-sobre-salud-internet-sellos-S021265670900184X
21. Belloch C. Las Tecnologías de la Información y Comunicación en el aprendizaje. Material docente [on-line]. Departamento de Métodos de Investigación y Diagnóstico en Educación. Universidad de Valencia. [Consultado: 05/02/2018]. Disponible en: http://www.uv.es/belloch/pedagogia/EVA1.pdf
22. Gázquez Linares JJ, Pérez Fuentes MC, Molero Jurado MM, Mercader Rubio I, Soler Flores F. Investigación en salud y envejecimiento. Volumen I. Asociación Universitaria de Educación y Psicología. [Consultado: 14/03/2018].
23. Ormrod JE. "Aprendizaje y Cerebro". Aprendizaje Humano. 4ªEdición. Madrid. Pearson Educación. 2005.
24. Linarez Placencia G. Aprendizaje significativo y neurociencia: la conexión del siglo XXI. Revista Iberoamericana de Producción Académica y Gestión Educativa. 2016. [Consultado: 07/04/2018]. Disponible en: http://www.pag.org.mx/index.php/PAG/article/view/572/609
25. Ortega Loubon C, César Franco J. Neurofisiología del aprendizaje

y la memoria. Plasticidad Neuronal. Archivos de Medicina. 2010; 6(1:2) doi:10.3823/048 [Consultado: 10/02/2018]. Disponible en: http://www.archivosdemedicina.com/medicina-de-familia/neurofisiologa-del-aprendizaje-y-la-memoria-plasticidad-neuronal.php?aid=837

26. Dzib Goodin A. La evolución del aprendizaje: más allá de las redes neuronales. Rev. Chil. Neuropsicol. 2013; 8(1): 20-25. doi:10.5839/rcnp.2013.0801.04 [Consultado: 22/03/2018]. Disponible en: http://bases.bireme.br/cgibin/wxislind.exe/iah/online/?IsisScript=iah/iah.xis&src=google&base=LILACS&lang=p&nextAction=lnk&exprSearch=722771&indexSearch=ID

27. Chuqui Portero SJ. Aplicación del Proceso Enfermero, por las profesionales de Enfermería en el cuidado de los pacientes del servicio de Medicina Interna del Hospital Provincial General docente de Riobamba. Trabajo Fin de Grado. 2016. Universidad Central de Ecuador. [Consultado: 16/03/2018]. Disponible en: http://www.dspace.uce.edu.ec/handle/25000/6210

28. Estepa Osuna MJ, Granados Matute AE, Barrosa Vázquez M. Importancia del entrenamiento para la entrevista clínica de valoración inicial: aspectos relevantes. Enfermería Global. 2008; 7(3). [Consultado: 22/03/2018]. Disponible en: revistas.um.es/eglobal/article/view/36001/34511

29. Arteaga García JY. Encuentros y desencuentros entre estilos de vida y evaluación en el proceso de enseñanza-aprendizaje. Apthapi. 2015; 1(1): 1-6. [Consultado: 18/03/2018]. Disponible en: http://www.revistasbolivianas.org.bo/scielo.php?pid=S0102-03042015000100001&script=sci_arttext&tlng=es

30. Grégory RS. El proceso enseñanza-aprendizaje desde una perspectiva personalizada. Trabajo Fin de Grado. 2014. [Consultado: 23/02/2017]. Disponible en: http://hdl.handle.net/10839/891

31. Valoración inicial de Enferemería. Hospital Universitario Reina Sofía. Junta de Andalucía. [Consultado: 10/04/2018]. Disponible en: http://www.juntadeandalucia.es/servicioandaluzdesalud/hrs3/fileadmin/user_upload/area_enfermeria/enfermeria/registros_enfermeria/RG455_2011.pdf

32. Índice de Katz. Hospital Universitario Virgen de las Nieves. Junta de Andalucía. [Consultado: 10/04/2018]. Disponible en: http://www.hvn.es/enfermeria/ficheros/indice_de_katz.pdf

33. Índice Barthel. Hospital Universitario Virgen de las Nieves. Junta de Andalucía. [Consultado: 10/04/2018]. Disponible en: http://www.hvn.es/enfermeria/ficheros/barthel.pdf
34. Escala Lawton y Brody. Hospital Universitario Virgen de las Nieves. Junta de Andalucía. [Consultado: 10/04/2018]. Disponible en: http://www.hvn.es/enfermeria/ficheros/escala_lawton_y_brody.pdf
35. Test de Pfeiffer. Hospital Universitario Virgen de las Nieves. Junta de Andalucía. [Consultado: 10/04/2018]. Disponible en: http://www.hvn.es/enfermeria/ficheros/test_de_pfeiffer_version_espanola.pdf
36. Test de Yesavage. Hospital Universitario Virgen de las Nieves. Junta de Andalucía. [Consultado: 10/04/2018]. Disponible en: http://www.hvn.es/enfermeria/ficheros/test_de_yesavage.pdf
37. Cuestionario Zarit. Hospital Universitario Virgen de las Nieves. Junta de Andalucía. [Consultado: 10/04/2018]. Disponible en: http://www.hvn.es/enfermeria/ficheros/cuestionario_zarit.pdf
38. Gómez Prados A, Gómez Bravo M, Barco Ibernon EM. "La valoración enfermera: definición, utilidad e instrumento". Cuidados, aspectos psicológicos y actividad física en relación con la salud. Volumen II. Asunivep. 2016. [Consultado: 27/03/2018]. Disponible en: https://formacionasunivep.com/files/publicaciones/actividad-fisica-vol2.pdf
39. Sánchez Gómez, Medina Moya JL, Mendoza Pérez de Mendiguren B, Urgate Arena AI, Martínez de Albéniz Arriarán M. Investigación acción participativa; la educación para el autocuidado del adulto maduro, un proceso dialógico y emancipador. Atención Primaria. 2015; 47(9): 573-580. [Consultado: 05/02/2018]. Disponible en: http://www.elsevier.es/es-revista-atencion-primaria-27-linkresolver-investigacion-accion-participativa-educacion-el-S0212656715000359
40. Díaz Brito Y, Pérez Rivero J, Báez Pupo F, Conde Martín M. Generalidades sobre promoción y educación para la salud. Revista Cubana de Medicina General Integral. 2012; 28(3): 299-308. [Consultado: 17/03/2018]. Disponible en: http://scielo.sld.cu/scielo.php?pid=S0864212520120003000009&script=sci_arttext&tlng=en
41. María Valenciano J, Sánchez Melera JS. Salud pública y enfermería familiar y comunitaria. Manual CTO de Enfermería. 6ª Edición.

España. CTO Editorial. 2014. 1710-1720.
42. Heather Herdman T. NANDA International.Diagnósticos enfermeros: Definiciones y clasificación. Elsevier; 2015-2017
43. Moorhead S, Johnson M, L. Maas M, Swanson E. Clasificación de resultados de enfermería (NOC). Elsevier Mosby; 2010
44. Bulechek G, Butcher H, McClosjey Dochterman J. Clasificación de intervenciones de enfermería (NIC). Elsevier Mosby; 2009.
45. Alvarado Falcón A. Administración y mejora continúa en enfermería. Mc Graw Hill; 2012.
46. Bennett HD, Coleman EA, Parry C, Bodenheimer T, Chen EH. Health coaching for patients with chronic illness. Fam Pract Manag. 2010; 17(5):24-29.
47. Bonal Ruiz R, Almenares Camps H B, Marzán Delis M. Coaching de salud: un nuevo enfoque en el empoderamiento del paciente con enfermedades crónicas no transmisibles. Medisán. 2012; 16: 773-785. Disponible en:
http://scielo.sld.cu/scielo.php?script=sci_arttext&pid=S1029-30192012000500014
48. Molins Roca J. Coaching y salud. Cuadernos de coaching. 2011; 7:6-7. Disponible en:
http://www.cuadernosdecoaching.com/ICFEspana/cc7/Coaching%20y%20Salud.pdf
49. Goleman D. La inteligencia emocional. Por qué es más importante que el coeficiente intelectual. Vergara. 1995.
50. Becoña E. Resiliencia: Definición, características y utilidad del concepto. Rev de Psicopatología y Psicología clínica. 2006: 11: 125-146
51. Apa.org [Internet]. Citado 02 mayo 2018. Disponible en: http://www.apa.org/centrodeapoyo/resiliencia-camino.aspx
52. Landete Belda L. La comunicación, pieza clave en enfermería. Enfermería dermatológica. 2012; 16: 16-19
53. Landman Navarro C, Cruz Osorio MJ, García García E, Pérez Meza P, Sandoval Barrera P, Serey Burgos K, Valdés Medina C. Satisfacción usuaria respecto a competencia de comunicación del profesional de enfermería. Ciencia y EnfermeríaXXI. 2015; 91-102. Disponible en:
http://www.scielo.cl/scielo.php?pid=S0717-95532015000100009&script=sci_arttext
54. Martín Padilla E, Sarmiento Medina P, Ramírez Jaramillo A. Influencia de la comunicación del profesional de la salud en la calidad de la atención a largo plazo. Rev Calid Asist. 2014; 29:135-

142. Disponible en:
http://dx.doi.org/10.1016/j.cali.2013.11.007

10 ANEXOS

EDITOR: *Diego Molina Ruiz*

ANEXO 1. TABLA 1.
Lista de las Catorce Necesidades Fundamentales Básicas de los Seres Humanos descrita por Virginia Henderson.

NECESIDAD 1	Necesidad de respirar normalmente.
NECESIDAD 2	Necesidad de comer y beber adecuadamente. Alimentarse.
NECESIDAD 3	Necesidad de eliminar por todas las vías corporales.
NECESIDAD 4	Necesidad de moverse y mantener las posturas adecuadas.
NECESIDAD 5	Necesidad de dormir y descasar.
NECESIDAD 6	Necesidad de vestirse. Escoger la ropa adecuada y desvestirse.
NECESIDAD 7	Necesidad de mantener la temperatura corporal dentro de los límites normales.
NECESIDAD 8	Necesidad de mantener la higiene corporal y la integridad de la piel.
NECESIDAD 9	Necesidad de seguridad. Evitar peligros ambientales o situaciones de amenaza.
NECESIDAD 10	Necesidad de comunicarse con los demás expresando emociones, necesidades, temores u opiniones. Sentir y mostrar afecto.
NECESIDAD 11	Necesidad de satisfacer los valores y creencias.
NECESIDAD 12	Necesidad de realización personal a través de la ocupación.
NECESIDAD 13	Necesidad de participar en actividades recreativas.
NECESIDAD 14	Necesidad de aprender, descubrir o satisfacer la curiosidad.

Fuente: Alba Rosales MA, Bellido Vallejo JC, Cárdenas Casanova V, Ibáñez Muñoz J, López Márquez A, Millán Cobo MD, Fernández Salazar S, García Márquez MD, Garrido de Toro IM, Ramos Morcillo AJ, Rodríguez Torres MC. Proceso enfermero desde el modelo de cuidados de Virginia Henderson y los lenguajes NNN. Primera Edición. Ilustre Colegio Oficial de Enfermería de Jaén.

EDITOR: *Diego Molina Ruiz*

ANEXO 2. FIGURA 1.
Pirámide de las Necesidades Fundamentales descrita por Abraham Maslow.

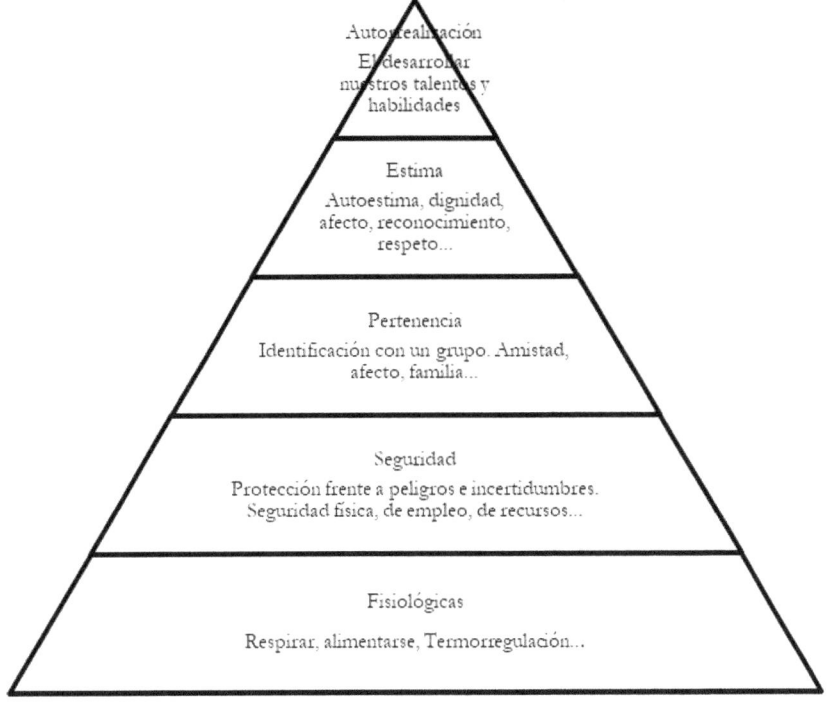

Fuente: Elaboración propia.

EDITOR: *Diego Molina Ruiz*

ANEXO 3. FIGURA 2.
Mapas de las principales capas cerebrales.

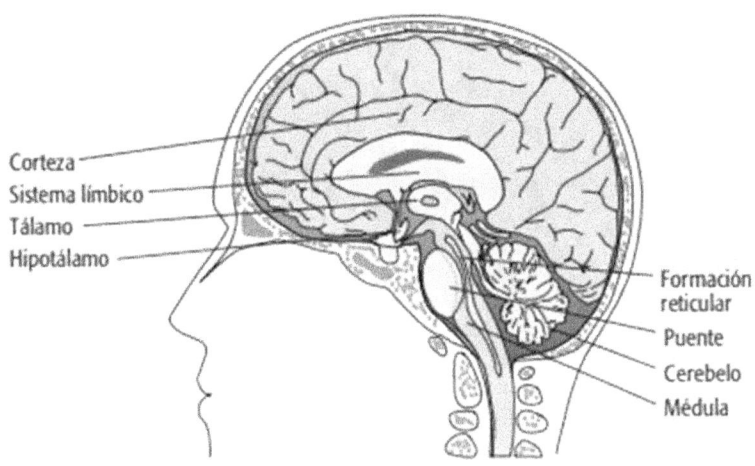

Fuente: Ormrod JE. "Aprendizaje y Cerebro". Aprendizaje Humano. 4ªEdición. Madrid. Pearson Educación. 2015.

EDITOR: *Diego Molina Ruiz*

ANEXO 4. FIGURA 3.
Mapas de las principales capas cerebrales.

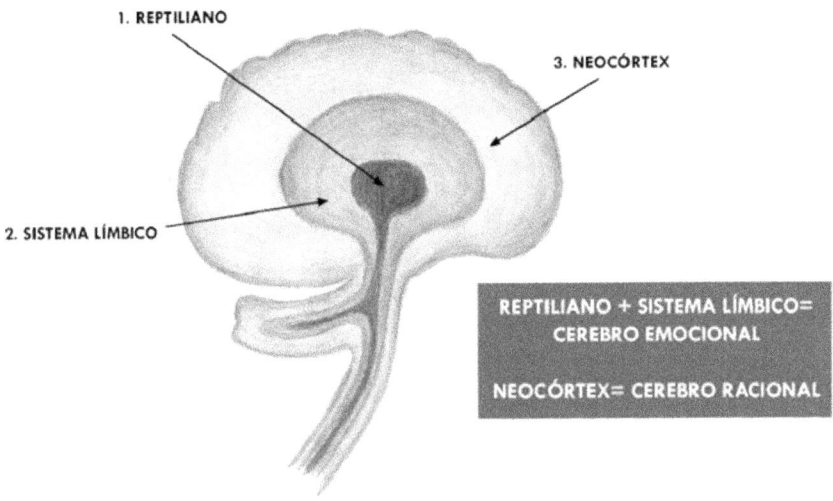

Fuente: Linarez Placencia G. Aprendizaje significativo y neurociencia: la conexión del siglo XXI. Revista Iberoamericana de Producción Académica y Gestión Educativa. 2016.

EDITOR: *Diego Molina Ruiz*

Libro 14 NECESIDAD DE APRENDIZAJE

ANEXO 5. TABLA 2.
Hoja de Valoración y Registro de Enfermería según las catorce Necesidades Fundamentales Básicas de Virginia Henderson. Hospital Universitario de Reina Sofía de Córdoba.

	Nº Historia clínica

PACIENTE	ENFERMEDAD
Apellidos Nombre edad	Apellidos, nombre
Fecha nacimiento Nº Seguridad Social Tarjeta sanitaria	Servicio Fecha

Ubicación: ☐ H. genera ☐ H. provinc ☐ H. materno infan ☐ Consultas externas

Planta _____ Cama _____ Consulta ext. Nº _____

VALORACIÓN INICIAL DE ENFERMERÍA

Motivo de ingreso _____

Diagnóstico médico _____

Procedencia: ☐ Urgencia: ☐ Programada ☐ Traslado ☐ Otros _____

NECESIDAD DE OXIGENACIÓN

Sistema respiratorio   Sistema circulatorio

☐ Sin alteración observada   ☐ Tos seca   ☐ Sin alteración   ☐ Edemas
☐ Disnea de esfuerzo   ☐ Tos productiva   observada   ☐ Dolor precordial
☐ Disnea de reposo   ☐ Palpitaciones   ☐ marcapasos
                                               ☐ Entumecimiento
                                               ☐ Extremidades frías

NECESIDAD DE NUTRICIÓN   ☐ Sin alteración observada

Dificultad

☐ Para la masticación   ☐ Prótesis   ☐ Vómitos
☐ Para la deglución   ☐ Alteración del peso
☐ Intolerancia a la ingesta ☐ Sonda   ☐ Necesita ayuda
☐ Náuseas   ☐ Dieta especial

Observaciones: _____

NECESIDAD DE ELIMINACIÓN

Urinaria

Intestinal

- ☐ Sin alteración observada
- ☐ Incontinencia ☐ Siempre ☐ Ocasional
- ☐ Retención
- ☐ Disuria   Tipo: _____ Nº: _____
- ☐ Coluria
- ☐ Hematuria   Fecha: _____
- ☐ Sonda vesical

- ☐ Sin alteración observada
- ☐ Frecuencia
- ☐ Estreñimiento
- ☐ Diarrea
- ☐ Incontinencia ☐ Siempre ☐ Ocasional
- ☐ Acolia
- ☐ Rectorragia
- ☐ Melena
- ☐ Ostomía ☐ Se autocura ☐ Necesita ayuda

Observaciones: _____

NECESIDAD DE MOVILIZACION

Urinaria

Estado de conciencia

- ☐ Completamente independiente
- ☐ Requiere el uso de un equipo o dispositivo
- ☐ Requiere de otra persona para ayuda, supervisión o enseñanza
- ☐ Requiere ayuda de otra persona y de un dispositivo o equipo
- ☐ Dependiente

- ☐ Consciente
- ☐ Desorientado ☐ Temporal ☐ Especial
- ☐ Letárgico
- ☐ Inconsciente/comatoso

Observaciones: _____

NECESIDAD DE REPOSO Y SUEÑO

Patrón de sueño: _____   ☐ Sueño discontinuo   ☐ Insomnio

Observaciones: _____

NECESIDAD DE VESTIRSE/DESVESTIRSE

☐ Autónomo   ☐ Ayuda parcial   ☐ Ayuda total

Observaciones: _____

NECESIDAD DE MANTENIMIENTO DE LA HOMEOSTASIS

- ☐ Hipotérmico
- ☐ Hipertérmico Tª: _____

- ☐ Hipoglucémico
- ☐ Hiperglucémico

- ☐ Hipolipémico
- ☐ hiperlipémico

Observaciones: _____

Libro 14 NECESIDAD DE APRENDIZAJE

NECESIDAD DE HIGIENE

Higiene
Estado de piel y mucosas

- ☐ Autónomo ☐ Correcta ☐ Incorrecta
- Higiene general ☐ Parcial ☐ Total
- Necesita ayuda

- ☐ Íntegra/hidratada
- ☐ Deshidratada
- ☐ Ictericia
- ☐ Cianosis
- ☐ Palidez

- ☐ Heridas
- ☐ Úlceras
- Est I loc._____
- Est II loc._____
- Est III loc._____
- Est IV loc._____

Observaciones:_____

NECESIDAD DE SEGURIDAD

- ☐ Capacidad de autoprotección conservada
- ☐ Riesgo de autolesión
- ☐ Riesgo de caída
- ☐ Riesgo de infección

Observaciones:_____

NECESIDAD DE COMUNICACION

Lenguaje

- ☐ Sin alteración observada
- ☐ Dificultad de comprensión
- ☐ Dificultad de expresión
- ☐ Utiliza otro idioma
- ☐ Lenguaje incoherente

- ☐ Mutismo
- ☐ Verborrea
- ☐ Laringectomizado/intubado

Visión

- ☐ Sin alteración observable
- ☐ Deficiente
- ☐ Ceguera
- ☐ Prótesis

Observaciones:_____

CREENCIAS Y VALORES

Solicita servicios religiosos
- ☐ SI
- ☐ NO

Observaciones:_____

NECESIDAD DE OCIO

- ☐ Lectura
- ☐ Televisión
- ☐ Manualidades

Observaciones:_____

NECESIDAD DE REALIZACIÓN PERSONAL

Situación laboral

- ☐ Trabaja
- ☐ En paro
- ☐ Jubilado
- ☐ Invalidez

Estado anímico

- ☐ Tranquilo
- ☐ Triste
- ☐ Eufórico
- ☐ Ansioso
- ☐ Agresivo

EDITOR: *Diego Molina Ruiz*

Observaciones: _____

NECESIDAD DE APRENDIZAJE

Conoce el motivo del ingreso ☐ SÍ ☐ NO

Necesita información específica ☐ SÍ ☐ NO

Observaciones: _____

PROBLEMAS CRÓNICOS DE SALUD

MEDICACIÓN HABITUAL

Fecha y firma de enfermero/a responsable

Fuente: Junta de Andalucía. Disponible en:

http://www.juntadeandalucia.es/servicioandaluzdesalud/hrs3/fileadmin/user_upload/area_enfermeria/enfermeria/registros_enfermeria/RG455_2011.pdf

ANEXO 6. TABLA 3.
Índice de Katz.

Nombre: Fecha:
Unidad/Centro: Nº Historia:
VALORACIÓN DE LAS ACTIVIDADES DE LA VIDA DIARIA – ÍNDICE DE KATZ-

<u>Población diana</u>: población general. Se trata de un cuestionario heteroadministrativo con 6 ítems dicotómicos. El índice de Katz presenta ocho posibles niveles:
- A. Independencia en todas sus funciones
- B. Independencia en todas las funciones menos en una de ellas
- C. Independiente en todas las funciones menos en el baño y otra cualquiera
- D. Independiente en todas las funciones menos en el baño, el vestido y otra cualquiera
- E. Independiente en todas las funciones menos en el baño, vestido, uso del W.C. y otra cualquiera
- F. Independencia en todas las funciones menos en el baño, el vestido, uso del W.C., movilidad y otra cualquiera de las dos restantes
- G. Dependiente en todas las funciones
- H. Dependiente en al menos dos funciones, pero no clasificable como C, D, E o F

El índice de Katz se puede puntuar de dos formas. Una considerando los ítems individualmente, de manera que se den 0 puntos cuando la actividad es realizada de forma independiente y 1 punto si la actividad se realiza con ayuda o no se realiza. Otra manera de puntuar es la descrita por los autores en la versión original, considerando los ítems agrupados para obtener grados A, B, C, etc. de independencia. Atendiendo al orden jerárquico del Índice de Katz, al comparar ambas puntuaciones, se observa que 0 puntos equivale al grado A, 1 punto al grado B, 2 puntos al grado C, 3 puntos al grado D y así sucesivamente.

De una manera convencional se puede asumir la siguiente clasificación:

- Grados A-B o 0-1 puntos = ausencia de incapacidad o incapacidad leve.
- Grados C-D o 2-3 puntos = incapacidad moderada.

Grados E-G o 4-6 puntos = incapacidad severa.

1. BAÑO	**Independiente.** Se baña enteramente solo o necesita ayuda solo para lavar una zona
	Dependiente. Necesita ayuda para lavar más de una zona del cuerpo, ayuda para salir o entrar en la bañera o no se baña solo
2. VESTIDO	**Independiente.** Coge la ropa de cajones y armarios, se la pone y puede abrocharse. Se excluye el acto de atarse los zapatos
	Dependiente. No se viste por sí mismo o permanece parcialmente desvestido
3. USO DEL WC	**Independiente.** Va al WC solo, se arregla la ropa y se asea los órganos excretores
	Dependiente. Precisa ayuda para ir al WC
4. MOVILIDAD	**Independiente.** Se levanta y acuesta en la cama por sí mismo y puede sentarse y levantarse de una silla por sí mismo
	Dependiente. Necesita ayuda para levantarse y acostarse en la cama y/o silla, no realiza uno o más desplazamientos
5. CONTINENCIA	**Independiente.** Control completo de micción y defecación
	Dependiente. Incontinencia parcial o total de la micción o defecación.
6. ALIMENTACION	**Independiente.** Lleva el alimento a la boca desde el plato o equivalente. Se excluye cortar la carne
	Dependiente. Necesita ayuda para comer, no come en absoluto o requiere alimentación parenteral
	PUNTUACION TOTAL

Fuente: Índice de Katz. Hospital Universitario Virgen de las Nieves. Junta de Andalucía. [Consultado: 10/04/2017]. *Disponible en:* http://www.hvn.es/enfermeria/ficheros/indice_de_katz.pdf

ANEXO 7. TABLA 4.
Índice de Barthel.

Nombre: Fecha:
Unidad/Centro: Nº Historia:
AUTONOMÍA PARA LAS ACTIVIDADES DE LA VIDA DIARIA –BARTHEL-

Población diana: población general. Se trata de un cuestionario heteroadministrado con 10 ítems tipo likert. El rango de posibles valores del Índice de Barthel está entre 0 y 100, con intervalos de 5 puntos. A menor puntuación, más dependencia; y a mayor puntuación, más independencia. Además el Índice de Barthel puede usarse asignando puntuaciones con intervalos de 1 punto entre las categorías –las posibles puntuaciones para las actividades son 0, 1, 2, o 3 puntos- resultando un rango global entre 0 y 20. Los puntos de corte sugeridos por algunos autores para facilitar la interpretación son:

- 0-20: dependencia total
- 21-60 dependencia severa
- 61- 90 dependencia moderada
- 91-99 dependencia escasa
- 100 independencia

COMER

10	Independiente	Capaz de utilizar cualquier instrumento necesario, capaz de desmenuzar la comida, extender la mantequilla, usar condimentos, etc. por si solo. Come en un tiempo razonable. La comida puede ser cocinada y servida por otra persona.
5	Necesita ayuda	Para cortar la carne o el pan, extender la mantequilla, etc., pero es capaz de comer solo
0	Dependiente	Necesita ser alimentado por otra persona

LAVARSE-BAÑARSE

5	Independiente	Capaz de lavarse entero, puede ser usando la ducha, la bañera o permaneciendo de pie y aplicando la esponja sobre todo el cuerpo. Incluye entrar y salir del baño. Puede realizarlo todo sin estar una persona presente.
0	Dependiente	Necesita alguna ayuda o supervisión

VESTIRSE

10	Independiente	Capaz de poner y quitarse la ropa, atarse los zapatos, abrocharse los botones y colocarse otros complementos que precisa (por ejemplo, braguero, corsé, etc.) sin ayuda
5	Necesita ayuda	Pero realiza solo al menos la mitad de las tareas en un tiempo razonable
0	Dependiente	

ARREGLARSE

5	Independiente	Realiza todas las actividades personales sin ninguna ayuda. Incluye lavarse cara y manos, peinarse, maquillarse, afeitarse y lavarse los dientes. Los complementos necesarios para ello pueden ser provistos por otra persona.
0	Dependiente	Necesita alguna ayuda

DEPOSICIÓN

10	Continente	Ningún episodio de incontinencia. Si necesita enema o supositorios es capaz de administrárselos por sí solo
5	Accidente ocasional	Menos de una vez por semana o necesita ayuda para enemas o supositorios
0	Incontinente	Incluye administración de enemas o supositorios por otro

MICCIÓN (VALORAR LA SITUACIÓN EN LA SEMANA PREVIA)

10	Continente	Ningún episodio de incontinencia (seco día y noche). Capaz de usar cualquier dispositivo. En paciente sondado, incluye poder cambiar la bolsa solo.
5	Accidente ocasional	Menos de una vez por semana o necesita ayuda para enemas o supositorios
0	Incontinente	Incluye pacientes con sonda incapaces de manejarse

IR AL RETRETE

Libro 14 NECESIDAD DE APRENDIZAJE

10	Independiente	Entra y sale solo. Capaz de quitarse y ponerse la ropa, limpiarse, prevenir el manchado de la ropa y tirar de la cadena. Capaz de sentarse y levantarse de la taza sin ayuda (puede utilizar barras para soportarse). Si usa bacinilla (orinal, botella, etc.) es capaz de utilizarla y vaciarla completamente sin ayuda y sin manchar
5	Necesita ayuda	Capaz de manejarse con pequeña ayuda en el equilibrio, quitarse y ponerse la ropa, pero puede limpiarse solo. Aún es capaz de utilizar el retrete
0	Dependiente	Incapaz de manejarse sin asistencia mayor

TRASLADARSE SILLÓN/CAMA

15	Independiente	Sin ayuda en todas las fases. Si utiliza silla de ruedas se aproxima a la cama, frena, desplaza el apoyo pies, cierra la silla, se coloca en posición de sentado en un lado de la cama, se mete y tumba y puede volver a la silla sin ayuda
10	Mínima ayuda	Incluye supervisión verbal o pequeña ayuda física, tal como la ofrecida por una persona no muy fuerte o sin entrenamiento
5	Gran ayuda	Capaz de estar sentado sin ayuda, pero necesita mucha asistencia (persona fuerte o entrenada) para salir/entrar en la cama o desplazarse
0	Dependiente	Necesita grúa o completo alzamiento por dos personas, incapaz de permanecer sentado

DEAMBULACIÓN

15	Independiente	Puede caminar al menos 50 metro o su equivalente en casa sin ayuda o supervisión. La velocidad no es importante. Puede usar cualquier ayuda (bastones, muletas, etc.) excepto andador. Si utiliza prótesis es capaz de ponérselo y quitárselo solo/a
10	Necesita ayuda	Supervisión o pequeña ayuda física (persona no muy fuerte) para andar 50 metros. Incluye instrumentos o ayudas para permanecer de pie (andador)
5	Independiente en	En 50 metros, debe ser capaz de desplazarse, atravesar

		silla de ruedas	puertas y doblar esquinas solo
0		Dependiente	Si utiliza silla de ruedas, precisa ser empujado por otro

SUBIR Y BAJAR ESCALERAS

10	Independiente	Capaz de subir y bajar un piso sin ayuda ni supervisión. Puede utilizar el apoyo que precisa para andar (bastón, muletas, etc.) y el pasamanos
5	Necesita ayuda	Supervisión física o verbal
0	Dependiente	Incapaz de salvar escalones. Necesita alzamiento (ascensor)

	FECHA		
	PUNTUACIÓN TOTAL		

Fuente: Índice Barthel. Hospital Universitario Virgen de las Nieves. Junta de Andalucía. *[Consultado: 10/04/2018]. Disponible en:*
<u>http://www.hvn.es/enfermeria/ficheros/barthel.pdf</u>

ANEXO 8. TABLA 5.
Escala Lawton y Brody.

Nombre: Fecha:
Unidad/Centro: N° Historia:
ACTIVIDADES INSTRUMENTALES DE LA VIDA DIARIA (ESCALA LAWTON Y BRODY).
Población diana: población general. Se trata de un cuestionario heteroadministrado que consta de 8 ítems. No tiene puntos de corte. A mayor puntuación mayor independencia y viceversa. El rango total es 8.

	PUNTOS
CAPACIDAD DE USAR EL TELÉFONO	
Utiliza el teléfono por iniciativa propia, busca y marca los números, etc.	1
Es capaz de marcar bien algunos números conocidos	1
Es capaz de contestar el teléfono, pero no de marcar	1
No utiliza el teléfono en absoluto	0
IR DE COMPRAS	
Realiza todas las compras necesarias independientemente	1
Realiza independientemente pequeñas compras	0
Necesita ir acompañado para realizar cualquier compra	0
Totalmente incapaz de comprar	0
PREPARACIÓN DE LA COMIDA	
Organiza, prepara y sirve las comidas por sí mismo/a adecuadamente	1
Prepara adecuadamente las comidas si se le proporcionan los ingredientes	0
Prepara, calienta y sirve las comidas, pero no sigue una dieta adecuada	0

Necesita que le preparen y le sirvan las comidas	0
CUIDADO DE LA CASA	
Mantiene la casa solo/a o con ayuda ocasional (para trabajos pesados)	1
Realiza tareas domésticas ligeras, como lavar los platos	1
Necesita ayuda en todas las labores de la casa	0
No participa en ninguna labor de la casa	0
LAVADO DE LA ROPA	
Lava por sí mismo/a toda su ropa	1
Lava por sí mismo/a pequeñas prendas (aclarar medias, etc.)	1
Todo el lavado de ropa debe ser realizado por otro	0
USO DE MEDIOS DE TRANSPORTE	
Viaja solo/a en transporte público o conduce su propio coche	1
Es capaz de coger un taxi pero no usa otro medio de transporte	1
Viaja en transporte público cuando va acompañado de otra persona	1
Utiliza el taxi o el automóvil solo con ayuda de otros	0
No viaja en absoluto	0
RESPONSABILIDAD RESPECTO A SU MEDICACIÓN	
Es capaz de tomar su medicación a la hora y dosis correctas	1
Toma su medicación si se le prepara con anticipación y en dosis	0
No es capaz de administrarse su medicación	0
MANEJO DE ASUNTOS ECONÓMICOS	

Libro 14 NECESIDAD DE APRENDIZAJE

Maneja los asuntos financieros con independencia (presupuesta, rellena cheques…)	1
Realiza las compras de cada día, pero necesita ayuda en las grandes	1
Incapaz de manejar dinero	0
PUNTUACIÓN TOTAL	

Fuente: Escala Lawton y Brody. Hospital Universitario Virgen de las Nieves. Junta de Andalucía. *[Consultado: 10/04/2018]. Disponible en:*

http://www.hvn.es/enfermeria/ficheros/escala_lawton_y_brody.pdf

EDITOR: *Diego Molina Ruiz*

ANEXO 9. TABLA 6.
Test de Pfeiffer.

Nombre: Fecha:
Unidad/Centro   Nº Historia:

CRIBADO DE DETERIORO COGNITIVO (TEST DE PFEIFFER VERSIÓN ESPAÑOLA).

Población diana: Población general. Se trata de un cuestionario heteroadministrado que consta de 10 ítems. El punto de corte está en 3 o más errores, en el caso de personas que al menos sepan leer y escribir y de 4 o más para los que no. A partir de esa puntuación existe la sospecha de deterioro cognitivo.

ÍTEMS	ERRORES
¿Qué día es hoy? –día, mes, año-	
¿Qué día de la semana es hoy?	
¿Dónde estamos ahora?	
¿Cuál es su nº de teléfono?	
¿Cuál es su dirección? –preguntar solo si el paciente no tiene teléfono-	
¿Cuántos años tiene?	
¿Cuál es su fecha de nacimiento? –día, mes, año-	
¿Quién es ahora el presidente del gobierno?	
¿Quién fue el anterior presidente del gobierno?	
¿Cuáles son los dos apellidos de su madre?	

Vaya restando de 3 en 3 al número 20 hasta llegar al 0	
	PUNTUACIÓN TOTAL

Fuente: Test de Pfeiffer. Hospital Universitario Virgen de las Nieves. Junta de Andalucía. *[Consultado: 10/04/2018]. Disponible en:*

http://www.hvn.es/enfermeria/ficheros/test_de_pfeiffer_version_espanola.pdf

ANEXO 10. TABLA 7.
Test de Yesavage.

Nombre: Fecha:
Unidad/Centro   Nº Historia:

7.2 ESCALA DE DEPRESIÓN GERIÁTRICA –TEST DE YESAVAGE-

Población diana: Población general mayor de 65 años. Se trata de un cuestionario heteroadministrado utilizado para el cribado de la depresión en personas mayores de 65 años.

Existen dos versiones:

- Versión de 15: las respuestas correctas son afirmativas en los ítems 2, 3, 4, 6, 8, 9, 10, 12, 14 y 15, y negativas en los ítems 1, 5, 7, 11 y 13. Cada respuesta errónea puntúa 1. Los puntos de corte son:
  - 0-4: Normal
  - 5 o +: Depresión.

Versión de 5 ítems: los ítems incluidos en esta versión son el 3, 4, 5, 8 y 13. Las respuestas correctas son afirmativas en los ítems 3, 4, y 8, y la negativa en el ítem 5 y 13. Cada respuesta errónea puntúa 1. Un número de respuestas erróneas superior o igual a 2 se considera depresión.

1. En general ¿Está satisfecho con su vida?	SÍ	NO
2. ¿Ha abandonado muchas de sus tareas habituales y aficiones?	SÍ	NO
3. ¿Siente que su vida está vacía?	SÍ	NO
4. ¿Se siente con frecuencia aburrido/a?	SÍ	NO
5. ¿Se encuentra de buen humor la mayor parte del tiempo?	SÍ	NO
6. ¿Teme que algo malo pueda ocurrirle?	SÍ	NO
7. ¿Se siente feliz la mayor parte del tiempo?	SÍ	NO
8. ¿Con frecuencia se siente desamparado/a, desprotegido?	SÍ	NO
9. ¿Prefiere usted quedarse en casa, más que salir y hacer cosas nuevas?	SÍ	NO
10. ¿Cree que tiene más problemas de memoria que la mayoría de la gente?	SÍ	NO
11. En estos momentos, ¿piensa que es estupendo estar vivo?	SÍ	NO
12. ¿Actualmente se siente un/a inútil?	SÍ	NO
13. ¿Se siente lleno/a de energía?	SÍ	NO
14. ¿Se siente sin esperanza en este momento?	SÍ	NO
15. ¿Piensa que la mayoría de la gente está en mejor situación que usted?	SÍ	NO

EDITOR: *Diego Molina Ruiz*

PUNTUACIÓN TOTAL – V5	
PUNTUACIÓN TOTAL –V15	

Fuente: Test de Yesavage. Hospital Universitario Virgen de las Nieves. Junta de Andalucía. *[Consultado: 10/04/2018]. Disponible en:*

http://www.hvn.es/enfermeria/ficheros/test_de_yesavage.pdf

ANEXO 11. TABLA 8.
Cuestionario Zarit.

Cuestionario Zarit.
Nombre: Fecha:
Unidad/Centro: Nº Historia:

CUESTIONARIO ZARIT

Población cuidadora de personas dependientes. Es un cuestionario autoadministrado.

Instrucciones para la persona cuidadora: A continuación se presenta una lista de afirmaciones, en las cuales se refleja cómo se sienten, a veces, las personas que cuidan a otra persona. Después de leer cada afirmación, debe indicar con qué frecuencia se siente Vd. así: nunca, raramente, algunas veces, bastante a menudo y casi siempre. A la hora de responder piense que no existen respuestas acertadas o equivocadas, sino tan solo su experiencia.	NUNCA	RARA VEZ	ALGUNAS VECES	BASTANTES VECES	CASI SIEMPRE
1. ¿Piensa que su familiar le pide más ayuda de la que realmente necesita?					
2. ¿Piensa que debido al tiempo que dedica a su familiar no tiene suficiente tiempo para Vd.?					
3. ¿Se siente agobiado por intentar compatibilizar el cuidado de su familiar con otras responsabilidades (trabajo, familia)?					
4. ¿Siente vergüenza por la conducta de su familiar?					
5. ¿Se siente enfadado cuando está cerca de su familiar?					
6. ¿Piensa que el cuidar de su familiar afecta negativamente la relación que usted tiene con otros miembros de la familia?					
7. ¿Tiene miedo por el futuro de su familiar?					
8. ¿Piensa que su familiar depende de Vd.?					
9. ¿Se siente tenso cuando está cerca de su familiar?					

10. ¿Piensa que su salud ha empeorado debido a tener que cuidar de su familiar?					
11. ¿Piensa que no tiene tanta intimidad como le gustaría debido a tener que cuidar de su familiar?					
12. ¿Piensa que su vida social se ha visto afectada negativamente por tener que cuidar de su familiar?					
13. ¿Se siente incómodo por distanciarse de sus amistades debido a tener que cuidar de su familiar?					
14. ¿Piensa que su familiar le considera a usted la única persona que le puede cuidar?					
15. ¿Piensa que no tiene suficientes ingresos económicos para los gastos de cuidar a su familiar, además de sus otros gastos?					
16. ¿Piensa que no será capaz de cuidar a su familiar por mucho más tiempo?					
17. ¿Siente que ha perdido el control de su vida desde que comenzó la enfermedad de su familiar?					
18. ¿Desearía poder dejar el cuidado de su familiar a otra persona?					
19. ¿Se siente indeciso sobre qué hacer con su familiar?					
20. ¿Piensa que debería hacer más por su familiar?					
21. ¿Piensa que podría cuidar mejor a su familiar?					
22. Globalmente, ¿qué grado de "carga" experimenta por el hecho de cuidar a su familiar?					

ESCALA DE SOBRECARGA DEL CUIDADOR (ZARIT)

Instrucciones para el profesional:

Población diana: población cuidadora de personas dependientes. Es un cuestionario autoadministrado que consta de 22 ítems, con respuesta tipo escala likert (1-5)

Los valores correspondientes a las opciones de respuesta son:
- 1 = Nunca
- 2 = Rara vez
- 3 = Algunas veces
- 4 = Bastantes veces
- 5 = Casi siempre

    Los puntos de corte recomendados son:
- <46 No sobrecarga

- 46-47 Sobrecarga leve
  >55-56 Sobrecarga intensa

FECHA					
PUNTUACIÓN					

Fuente: Cuestionario Zarit. Hospital Universitario Virgen de las Nieves. Junta de Andalucía. *[Consultado: 10/04/2018]. Disponible en:*

http://www.hvn.es/enfermeria/ficheros/cuestionario_zarit.pdf

EDITOR: *Diego Molina Ruiz*

ANEXO 12. TABLA 9.
Plan de cuidados.

DIAGNOSTICO NANDA	OBJETIVOS (NOC)	INTERVENCIONES (NIC)
DISPOSICIÓN PARA MEJORAR LA GESTIÓN DE LA PROPIA SALUD (00162).	(1902)Control de riesgos: 190203.-Supervisa los factores de riesgo de la conducta personal	(4480) Facilitar la autorresponsabilidad
	190208.-Modifica el estilo de vida para reducir el riesgo	(6610) Identificación de riesgos
	(0003)Descanso: 000302.-Patrón de descanso 000303.-Calidad del descanso	(0200) Fomento del ejercicio
	000301.-Tiempo del descanso	(0180) Manejo de la energía
	(1204) Equilibrio emocional: 120402.-Muestra un estado de ánimo sereno 120405.-Muestra concentración 120425.-Expresa seguimiento del régimen terapéutico	(5820)disminución de la ansiedad
		(5240)Asesoramiento

DIAGNOSTICO NANDA	OBJETIVOS (NOC)	INTERVENCIONES (NIC)
	(1614)Autonomía personal: 161403.- Muestra independencia en el proceso de toma de decisiones 161411.- participa en las decisiones de los cuidados de salud. 161412.- expresa satisfacción con las elecciones de la vida.	(1800) Ayuda al autocuidado
		(5606) Enseñanza: individual
DISPOSICIÓN PARA MEJORAR EL AUTOCUIDADO (00182)	(1600)Conducta de adhesión: 160002.-Busca información relacionada con la salud a partir de diversas fuentes 160007.-Proporciona razones para adoptar una pauta 160009.-Refiere el uso de estrategias para optimizar al máximo su salud.	(5250) Apoyo en la toma de decisiones
		(5240) Asesoramiento
	(0313)Nivel de autocuidados: 031305.- Mantiene higiene personal 031315.- controla su propia medicación no parenteral 031309.- controla las propias medicaciones parenterales	(5616) Enseñanza: medicamentos prescritos
		(1800) Ayuda al autocuidado

Libro 14 NECESIDAD DE APRENDIZAJE

DIAGNOSTICO NANDA	OBJETIVOS (NOC)	INTERVENCIONES (NIC)
CONOCIMIENTOS DEFICIENTES (00126)	(1803)Conocimiento: proceso de la enfermedad. 180304.-Factores de riesgo 180305.- Efectos de la enfermedad 180316.-Grupos de apoyo disponibles	(5520) Facilitar el aprendizaje
		(5602) Enseñanza: proceso de enfermedad
	(1814)Conocimiento: procedimiento terapéutico. 181401.-Procedimiento terapéutico. 181406.- Restricciones relacionadas con el procedimiento.	(5510) Educación sanitaria
		(7460)Protección de los derechos de los pacientes
	(1921)Preparación antes del procedimiento. 192101.- Conocimiento del procedimiento 192116.- Modificación del régimen	(5230)Aumentar el afrontamiento
		(5616)Enseñanza medicación prescrita

DIAGNOSTICO NANDA	OBJETIVOS (NOC)	INTERVENCIONES (NIC)
DISPOSICIÓN PARA MEJORAR LOS CONOCIMIENTOS (00161)	(1823)Conocimiento: Fomento de la salud. 182308.- Conductas que fomentan la salud 182309.- Estrategias eficaces para hacer frente al estrés.	(5520) Facilitar el aprendizaje
		(5510)Educación sanitaria
	(1212)Nivel de estrés: 121214.- Trastornos del sueño 121216.- errores cognitivos frecuentes 121221.- Depresión	(1850) Mejorar el sueño
		(4720) Estimulación cognoscitiva
	(1603)Conducta de búsqueda de salud. 160302.-Finaliza las tareas relacionadas con la salud 160306.-Describe estrategias para eliminar la conducta insana. 160308.-Realiza la conducta sanitaria prescrita	(4360) Modificación de la conducta
		(4480) Facilitar la autorresponsabilidad

DIAGNOSTICO NANDA	OBJETIVOS (NOC)	INTERVENCIONES (NIC)
DISPOSICIÓN PARA MEJORAR LA COMUNICACIÓN (00157)	(0903) Comunicación: expresiva. 090304.- utiliza la conversación con claridad. 090307.- utiliza el lenguaje no verbal. 090308.- dirige los mensajes para corregir al receptor.	(5100) Potenciación de la socialización
		(4350) Manejo de la conducta
	(0904) Comunicación: receptiva. 090402.- interpretación del lenguaje hablado. 090405.- interpretación del lenguaje no verbal. 090406.- reconocimientos de mensajes recibidos.	(4920) Escucha activa
		(4340) Entrenamiento de la asertividad
	(1502) Habilidades de interacción social. 150203.- cooperación con los demás. 150214.- comprometerse según proceda. 150216.- utilizar estrategias de resolución de conflictos.	(4420) Acuerdo con el paciente
		(5020) Mediación de conflictos

Fuente: Elaboración propia.

DIAGNOSTICO NANDA	OBJETIVOS (NOC)	INTERVENCIONES (NIC)
DISPOSICIÓN PARA MEJORAR EL AFRONTAMIENTO (00158)	(1300)Aceptación: estado de salud. 130008.- reconocimiento de la realidad de la situación de salud. 130009.- búsqueda de información. 130011.- toma de decisiones relacionadas con la salud.	(5470) Declarar la verdad al paciente
		(5430) Grupo de apoyo
	(1302)Afrontamiento de problemas. 130207.- modifica el estilo de vida para reducir el estrés. 130222.- utiliza el sistema de apoyo personal. 130212.- utiliza estrategias de superación efectivas.	(5230) Aumentar el afrontamiento
		(5240) Asesoramiento
	(1309)Capacidad personal de recuperación. 130902.- utiliza estrategias de afrontamiento efectivas. 130915.- propone soluciones prácticas, constructivas para los conflictos. 130917.- utiliza estrategias para potenciar la salud.	(5395) Mejora de la autoconfianza
		(5440) Aumentar los sistemas de apoyo

ANEXO 13. FIGURA 4.
Roles de la enfermera según H. Peplau.

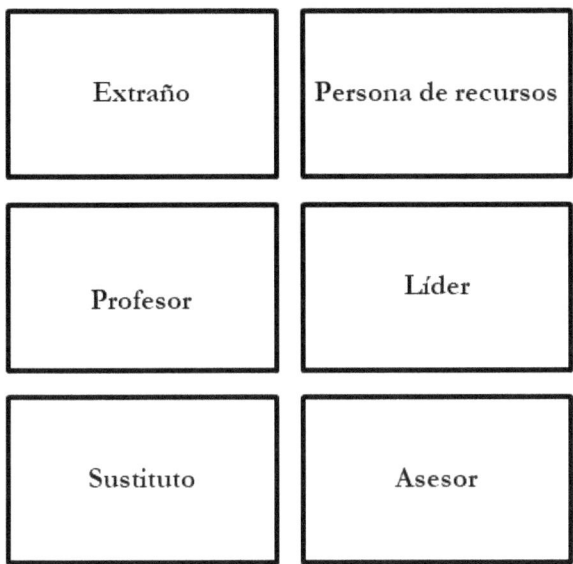

Fuente: Elaboración propia.

EDITOR: *Diego Molina Ruiz*

ANEXO 14. FIGURA 5.
Fases de la interacción personal enfermera- paciente según H. Peplau.

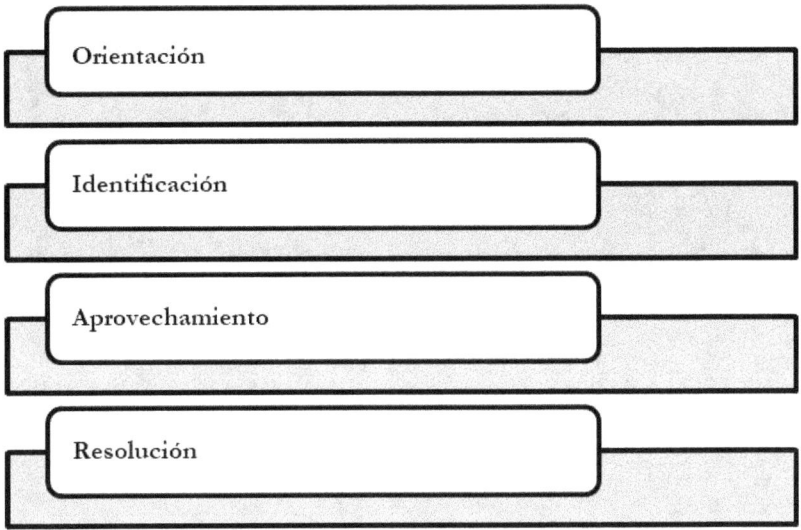

Fuente: Elaboración propia.

EDITOR: *Diego Molina Ruiz*

ANEXO 15. GRÁFICO 1.
Gráfica del nivel de satisfacción general con la comunicación por parte de la enfermera.

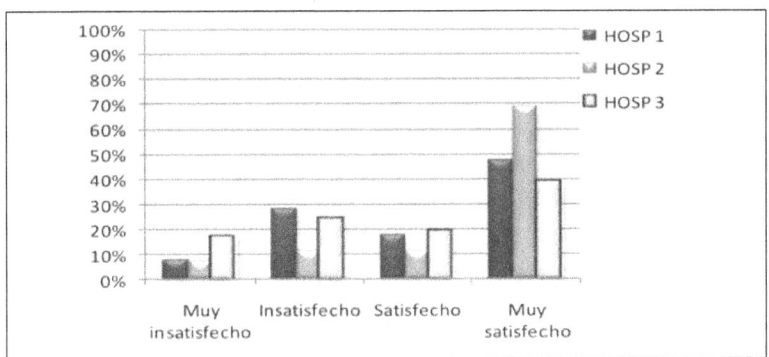

Fuente: Landman Navarro C, Cruz Osorio MJ, García García E, Pérez Meza P, Sandoval Barrera P, Serey Burgos K, Valdés Medina C. Satisfacción usuaria respecto a competencia de comunicación del profesional de enfermería. Ciencia y Enfermería XXI. 2015; 91-102.

EDITOR: *Diego Molina Ruiz*

ANEXO 16. FIGURA 6.
Elementos clave a tener en cuenta en una relación terapéutica.

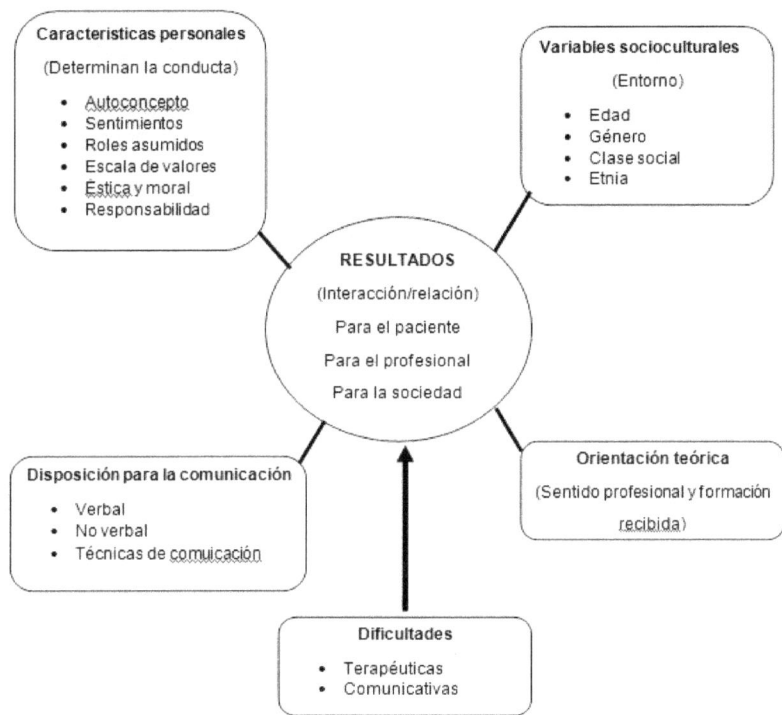

Fuente: Landete Belda L. La comunicación, pieza clave en enfermería. Enfermería dermatológica. 2012; 16: 16-19.

SOBRE EL EDITOR

DIEGO MOLINA RUIZ, Puertollano (Ciudad Real), 15 de Febrero de 1959.

Formación académica

Licenciado en Enfermería. Universidad Hogeschool Zeeland (Holanda) 2002. Especialista en Enfermería Médico-Quirúrgica. Master en Ciencias de la Enfermería. Universidad de Huelva. Diploma de Estudios Avanzados en Medicina Preventiva y Salud Pública, Universidad de Huelva.

Lugar de trabajo

Enfermero Comunitario UGC Gibraleón del Distrito Sanitario Condado Campiña.

Profesor asociado Departamento de Enfermería, Universidad de Huelva.

Experiencia previa

Autor y Editor de editorial especializada CC SS. Enfo Ediciones, FUDEN, Madrid.

Como docente ha impartido los Módulos 6 sobre Técnicas de Resonancia Magnética y 7 sobre Técnicas de asistencia en Exploraciones Ecográficas del Curso de Formación Profesional Ocupacional "Técnico en Radiodiagnóstico" con Expediente 98/2005/J/221 y Nº 21 – 15, de la Consejería de Empleo de la Junta de Andalucía, con un total de 250 horas docentes.

Desde 2006 desarrolla labor docente como profesor asociado en la Universidad de Huelva.

EDITOR: *Diego Molina Ruiz*

Experiencia investigadora

- **Líneas de investigación:** Salud Laboral, Atención Primaria, Preanalítica, Salud Mental.
- **Participación en proyectos de investigación**
  - Investigador colaborador en el proyecto FIS 12/ 1099.
  - En la actualidad participa en un proyecto de investigación en salud FIS.
- **Participación en proyectos editoriales**

    Más de 50 artículos publicados en revistas de enfermería y biomédicas, nacionales e internacionales. Más de 75 capítulos de libros y más de 80 libros como autor y editor.

Otros méritos

Miembro del Comité de Ética Asistencial de Huelva.
Revisor de la Revista ROL de Enfermería.
Coach en deshabituación tabáquica.

SOBRE LOS AUTORES

LAURA PONCE VALERO, Sevilla, 2 de mayo de 1990.

Formación académica.

Graduada en Enfermería. Universidad de Huelva (Huelva) 2015.

Máster en Aspectos clínicos y básicos del dolor. Universidad Rey Juan Carlos (Madrid) 2016.

Experto Universitario en Enfermería en Quirófano y Cuidados Intraoperatorios. Universidad CEU Cardenal Herrera. 2017.

Experto Universitario en Enfermería en Unidad de Cuidados Intensivos. Universidad CEU Cardenal Herrera. 2018.

Participación en proyectos editoriales.

Coautora del libro 1 Heridas Agudas, de la colección *Notas sobre el cuidado de heridas*, (En Libro impreso y eBook Kindle). Editado por Molina Moreno Editores. Con ISBN-13: 978-1534657052, en Primera Edición de 13 de Junio de 2016.

Coautora del libro 12 Pie Diabético, de la colección *Notas sobre el cuidado de heridas*, (En Libro impreso y eBook Kindle). Editado por Molina Moreno Editores. Con ISBN-13: 978-1537741086, en Primera Edición de 16 de Septiembre de 2016.

Experiencia laboral.

Enfermera en Unidad de Cuidados Especiales. Hospital Virgen de la Bella. Lepe. Huelva.

EDITOR: *Diego Molina Ruiz*

MOISÉS ESPINOSA PÉREZ, Lepe (Huelva), 12 de Julio de 1993.

Formación académica

Graduado en Enfermería. Universidad de Huelva 2015

Experiencia laboral

Experiencia laboral en centro hospitalario de la comunidad de Madrid y en varios centros del Servicio Andaluz de Salud.

TÍTULOS DE LA COLECCIÓN
Notas sobre las 14 Necesidades de Virginia Henderson (14 Libros)

Libro 1: **RESPIRACIÓN.** Necesidad de Respiración. *Vol. 1*
Libro 2: **ALIMENTACIÓN.** Necesidad de Alimentación. *Vol. 2*
Libro 3: **ELIMINACIÓN.** Necesidad de Eliminación. *Vol. 3*
Libro 4: **MOVIMIENTO.** Necesidad de Movimiento. *Vol. 4*
Libro 5: **SUEÑO Y DESCANSO.** Necesidad de Sueño y Descanso. *Vol. 5*
Libro 6: **ARREGLO PERSONAL.** Necesidad de Arreglo Personal. *Vol. 6*
Libro 7: **TEMPERATURA.** Necesidad de Temperatura. *Vol. 7*
Libro 8: **HIGIENE.** Necesidad de Higiene. *Vol. 8*
Libro 9: **SEGURIDAD.** Necesidad de Seguridad. *Vol. 9*
Libro 10: **COMUNICACIÓN.** Necesidad de Comunicación. *Vol. 10*
Libro 11: **CREENCIAS.** Necesidad de Creencias. *Vol. 11*
Libro 12: **CRECIMIENTO PERSONAL.** Necesidad de Crecimiento Personal. *Vol. 12*
Libro 13: **ENTRETENIMIENTO.** Necesidad de Entretenimiento. *Vol. 13*
Libro 14: **APRENDIZAJE.** Necesidad de Aprendizaje. *Vol. 14*

EDITOR: *Diego Molina Ruiz*

Diego Molina Ruiz es ante todo un estudioso de los temas Socio-Sanitarios de actualidad. Autor y editor de diversos libros científico-técnicos relacionados con la salud y el medio ambiente.

En la actualidad trabaja para el Servicio Andaluz de Salud y como profesor de la Universidad de Huelva, donde participa como investigador de proyectos del Fondo de Investigaciones Sanitarias (FIS).

Colabora con la Revista ROL de Enfermería como revisor.

Nota del Editor:

Para poder atender cualquier consulta relacionada con el presente libro o bien con la colección a la que pertenece, quedo en todo momento a disposición de todos los lectores en la siguiente dirección de correo electrónico:

molina.moreno.editores@gmail.com

Edición impresa en papel y ebook disponible en:

www.amazon.com y en las mejores librerías especializadas.

EDITOR: *Diego Molina Ruiz*

Copyright © 2018 Diego Molina Ruiz (Editor)

Edita: sapientiaEd diegomolinaruiz@gmail.com

Coordinadora Editorial: Alba Flores Reyes

Diseño de portada: Diego Molina Ruiz

Imagen de portada: María López Zapata

Título del Libro: Necesidad de Aprendizaje

Libro número 14

Serie: Notas sobre las 14 Necesidades de Virginia Henderson

Primera edición: 11/05/2018

Nº de páginas: 131

Autora: Laura Ponce Valero

Autor: Moisés Espinosa Pérez

All rights reserved / Todos los derechos reservados

ISBN-10: 1719081018
ISBN-13: 978-1719081016

Edición impresa en papel y ebook disponible en: www.amazon.es y en las mejores librerías especializadas.

Libro 14 NECESIDAD DE APRENDIZAJE

Todos los derechos reservados. Este libro o cualquiera de sus partes no podrán ser reproducidos ni archivados en sistemas recuperables, ni transmitidos en ninguna forma o por ningún medio, ya sean mecánicos o electrónicos, fotocopiadoras, grabaciones o cualquier otro sin el permiso previo de los titulares del Copyright. Las imágenes han sido cedidas por los autores y se prohíbe la reproducción total o parcial de las mismas.

www.ingramcontent.com/pod-product-compliance
Lightning Source LLC
Chambersburg PA
CBHW052324220526
45472CB00001B/254